Nexte™
靈氣療法一級
百問聖經

破解百年來各種 Reiki 靈療迷思

美國加州中醫藥大學傳統醫學博士
蘇菲亞國際身心靈研究所 創辦人
Nexte 能量醫學 創辦人
蘇菲亞 博士／著
Dr. Sophia

作者簡介

蘇菲亞是一位西方靈通人士與傳統醫學雙博士，僑居美國數十年。於二〇〇五年，創辦蘇菲亞國際身心靈學校，以培訓職業身心靈專業人士為旨，提供全方位身心靈教育。在同一年，開設西式靈氣課程，提倡靈氣療法結合中西醫學，致力推廣具有實質療效的靈氣能量療法。

在二〇二〇年，為了突破舊有框架，便創立下一代靈氣療法（Nexte Reiki）和下一代能量醫學（Nexte Energy Medicine），將西式靈氣療法、超心理學技術訓練和中西醫學理論互相融合，有望進一步擴大靈氣能量的應用範圍，提升靈氣療法的整體療效。

序言

靈氣這條路走來，是非常另類的。

二〇〇四年，我在約翰斯·霍普金斯醫院（The Johns Hopkins Hospital）工作時，抽空去參觀了一個院內的醫學嘉年華，在嘉年華內看見一個攤位，有兩位醫師和兩位護士，穿著白色工作服在攤位忙著。攤位旁邊擺了兩張凳子，一位護士好像為那個人在做什麼特別事情。我第一次看見有一團白色濃霧罩著他們，但濃霧罩著的是椅背對著護士的那個人。當時我以為我的眼睛壞掉了，趕忙看看其他地方，結果其他地方卻都很正常，視野相當乾淨清楚。我便向前走去，拿起了攤位上的簡介，上面寫著一個大大的「Reiki」。我站在旁邊觀察了一會兒，那位護士處理完前一位客人後，便邀請我坐下。當她的手一碰及我產生了強烈的觸電感，我從坐位上跳起來，仔細地看她的手，她攤開兩手，讓我看她的手是空的，沒有任何工具。我當時想問問為什麼會有那麼強烈的觸電感，但發現時間不夠，便拿了一張桌上的廣告宣傳單匆忙離開。

一個月後，我在整理辦公桌時發現那張靈氣廣告宣傳單。出於好奇，便按照廣告宣傳單上的電話撥打過去，但電話號碼竟然被註銷了。這下子我更好奇了，便開始在網路上搜尋靈氣 Reiki 的資料，發現大多是靈氣服務和課程，然後再讀了一些關於靈氣的資料，便動念去學習，心想反正課程只有兩日，應該很快就知道究竟。

於是我挨家挨戶，在住家附近五十公里內找了約十家靈氣課程導師訪談，最後參加了由軟體工程師轉做靈氣治療師開辦的課程。課程上完了，可是我再也沒有看到那團濃霧，也再沒有經歷到那個刺激的身感，對於靈氣療法，我有幾百個問題，都沒有問到答案。我問老師：「如何證明靈氣是真的？」老師說：「有日你能證明了，再來告訴我。」

我學完速成臼井靈氣課程後，每個週末都參加四至六場的靈氣分享會。我從地區報紙和身心靈報紙上尋找所有可以開車到達的場地，一天參加二至三場的靈氣分享會，瘋狂地為內心幾百個問題尋找答案。

我在各家舉辦的靈氣分享會中聽取各種有關靈氣的八卦和傳說，學習各家自覺的靈療手法和知識，但是半年過去了，仍然沒有得到任何答案，也沒法證明靈氣是真的能夠療癒別人，這個問題也似乎沒有人在乎。人們好像只覺得親友做完靈氣，問題就應該會改善了，所以就相信靈氣療法。半年過去，找不到答案的我已經決定放棄追尋答案了。雖然是一個尋找靈氣的失敗經驗，但至少我努力過了。

正當我準備放棄時，想起因為工作接觸到美國 Pubmed 網站。這是一個美國國家醫學論文網站，我竟然在這裡找到了有關靈氣的答案！原來美國國家衛生總署(National Institutes of Health)已經做了十多年有關靈氣的研究，但早年的靈氣論文有不少是為了證明靈氣是偽療癒而做。我可以明白早年的靈氣研究為何這樣做，也許也因為實驗者未注意靈氣從業員的不同，更也許因為實驗設計的方式不適用靈氣。

最近十年，已有不少靈氣研究論文轉去證明靈氣療法的驗真。我特別查到幾個美國國家衛生總署專案研究單位，發現靈氣實驗已經日漸成熟。研究單位所尋找的靈氣從業員最少要符合以下兩個條件：一、必須全職做靈氣治療十年；二、做靈療時不能攜帶任何東西（如水晶或薰香等）。

在十年前，有一篇研究論文引起我的興趣。這篇二〇〇八年的文章提到，用能量療法來每週兩次在人類骨肉瘤來源的細胞系 SaOs-2 上破骨細胞（hOCs）和成骨細胞（hOB）進行十分鐘療癒。結果發現能量療法能夠顯著（p = 0.03）增加成骨細胞ＤＮＡ的合成。但是一般人並不容易找到擁有這樣條件的實驗室來進行實驗，於是我想到了用靈氣能量種綠豆細胞，取代成骨和破骨細胞。

我先多次測試，發現只要好好掌握種綠豆的環境，就可以清清楚楚的看見無論是同一房間或遠在半個地球之外，用靈氣種的綠豆都能夠生長得比對照組好很多。意外的是，我們也發現這個能力的確是需要一些時間才能掌握，難怪專案研究單位要求靈氣從業員須有十年全職療癒經驗。我閱讀這麼多的靈氣研究論文，又跟著靈氣論文做了各種實驗，終於重拾對靈氣療法的信心。走到這裡，我足足花了三到四年的時間，這一股瘋狂尋找答案的火焰，到最後才穩定地燃燒。

截筆至今（二〇二三年），我已經教授靈氣十七年了，在前面三到五年的教學是失敗的。剛開始時的我只收一年一百元美金的學費，主要因為國際教學經驗不足，自己非常不滿意。

由二〇一〇年到二〇一五年，我調整全盤教學內容、費用與修課時間。由於我本身是一位靈通人，也是一位中醫學博士，於是準備好後，就在二〇一〇到二〇一五年期間，把靈氣課程由靈通課程與醫學課程成功整合起來。這件事極不容易做到，因為一般人沒有機會接受醫學教育，也難以使用實證法來學習靈通力，但課程成功了，同時也完成了我期望還原林忠次郎先生以結合靈通力和醫學力來進行靈氣療程的心願。

在二〇一九年到二〇二〇年，我尋訪了一年多，確定沒有人跟我們教一樣的課程或做一樣的服務，便從一般西式靈氣的定義中獨立出來，稱為下一代靈氣療法（Nexte Reiki·；下稱 Nexte 靈氣）與下一代能量醫學（Nexte Energy Medicine·；下稱 Nexte 能量醫學），並為此申請了數個國家的註冊商標。

Nexte 的商標，有「承先啟後」的意義。Nexte 是 Next 的中古字，這是承先的部分。Nexte 字的本意是「下一個」，這是啟後的部分。從十多年前醫院裡的靈氣攤位，我像是被召喚一樣，一步一步在這條靈氣產業的路上披荊帶棘，開拓出一片不一樣的天空。沒有鬼神，沒有宗教信仰，也沒有形而上或哲學的課程內容，Nexte 靈氣療法與 Nexte 能量醫學真正走出了一條自己的路。

Nexte Reiki 能量療法與 Nexte 能量醫學分為三級，每級為時六個月，是知識與技術並重的課程：

- 一級：稱為 Nexte 靈氣療法，主要是靈氣療法的知識與技術，以及駕馭能量的靈通力。
- 二級：稱為 Nexte 能量醫學，主要是遠距能量醫學療程和完整的基礎醫學課程。
- 三級：稱為 Nexte 靈氣師資，主要是如何設計與教授靈氣療法課程。

在二〇二二年，有鑑於 Usui Reiki 第二代掌門林忠次郎先生將基礎西醫與 Reiki 結合，成立林氏靈氣研究所；自二〇一〇年累積至今的 SBMSS 為了更進一步將中西醫結合靈學，於是從「學校」轉型為「研究所」。

Nexte 靈氣療法／能量醫學的課程內容較一般業界更多面；學習時間上，相對於兩日班共十二小時的速成靈氣，Nexte 靈氣一階的課程學習時間為六個月，擁有四十五至五十小時的學習時長，與二十四小時不間斷的討論版。以上都是非常落實的知識與技術，轉型成立「研究所」是為了完成許多走這條路的人無法究竟的實證部分，專注在身心醫學，了盡師者與傳承者在靈療的責任。

許多人會因為「靈氣研究所」的稱呼，又或者擔心硬核的功課與考試，而不敢踏入學習。其實我們的 Nexte 靈療班沒有入學門檻，我們歡迎零基礎的人加入，也歡迎已經學習各種 Reiki 的學習者前來進修，修習另一種不同的 Reiki 門派。如果你想學習真正實用知識與技術的 Nexte 能量醫學，我們有實力雄厚的師資，有熱誠也有道德倫理的身教，你只需要負責自己的絕對動力和興趣學習就好。

所有的課程都以驗證實效為學習基礎。

這本書的內容只是 Nexte 一級靈氣療法內容的其中一部分。這本書是我們在研習課裡，收集了同學的常問問題。雖然只有一百題，遠遠少於平日課程裡的提問，但也可以讓人一窺 Nexte 靈氣療法的課程內容與方向。我真的希望無論你在任何地方學習 Nexte 靈氣課程，都能夠完整的學完，學好，不要為了考證書而學習。

這一條路走來非常艱辛，我也從中學習到靈氣門派、頭銜或證書都不是很重要的事情。因為這些努力背後，都是希望自己不要辜負良好的初衷，實實在在地服務眾生。有人問我會不會後悔學靈療？我答道：「不會。」我只遺憾自己沒能夠早點認識靈氣，但是也感到很欣慰，因為我走過來了。若非是這些經歷，我也不會堅持走到今天。

Nexte 能量醫學創辦人　蘇菲亞　寫於二〇二二年

Nexte Reiki™ 靈氣療法一級百問聖經 1

作者簡介 3

序言 4

目錄 12

Nexte 能量醫學簡介 試圖還原那早已失傳的靈通靈療能力 26

臼井先生的靈通事跡 一開始便失傳的「靈通靈療能力」 27

一、缺乏醫學訓練卻能同時大規模徒手治癒地震災民 28

二、林忠次郎先生治癒重症：讓高田女士免去外科手術治療 29

三、靈通能力難掌握：傳承原始靈氣的其中障礙 30

四、靈通能力難傳授無：人能繼的靈通能量治療法 31

五、連高田女士也坦言無法達到的療癒能力水平 32

六、第二次世界大戰爆發讓靈氣訓練變成速成班 34

七、成立 Nexte 能量醫學的初衷 38

Nexte Reiki 能量療法一〇〇問 42

Part 1 靈氣的歷史 42

001——可以簡單交待靈氣發展史的來龍去脈嗎？ 43
002——日式靈氣與西式靈氣有什麼分別？ 50
—日式靈氣療法 51
—西式靈氣療法 51
003——有關臼井靈氣的傳承，到底「正傳」和「直傳」是怎麼一回事呢？ 53
004——靈氣療法是如何出現？ 55
005——為什麼有人會說西式靈氣治療法的創始人是林忠次郎先生，而不是臼井先生呢？ 60
006——在靈氣發展的初期共有幾個學習階級呢？ 65

Part 2 靈氣的本質

70

007——靈氣能量是從宇宙而來的嗎？ 71

008——到底坊間用「宇宙能量」來形容靈氣的誤會出在哪裡？ 71

009——你有提到點化是指調頻的方式，能確保引進來的能量頻率在〇至三十赫茲的範圍內，當中以 Nexte 靈氣能量頻率範圍在七至八赫茲最好，這個頻率範圍是否包括 β 波加上 α 波和 θ 波的能量頻率範圍？除此之外，您還提到靈氣是紅外線，但是紅外線的頻率是在四三〇泰赫茲至三〇〇吉赫茲之間。以上兩個說法的關連是什麼？ 73

010——Nexte 靈氣療法跟氣功療法有何不同？ 76

011——Nexte 靈氣療法是量子醫學或信息醫學嗎？ 79

012——靈氣是不是妖魔的能量？靈氣治療師是不是仙姑或神棍？ 82

013——當植物的枝葉斷了，它的能量仍然會保留一段時間。那人類的能量也是如此嗎？ 85
014——傳 Nexte 靈氣能量跟傳人體能量有何不同？ 92
015——靈氣能量的來源跟氣功是一樣的嗎？ 95
016——Nexte 靈氣療法是宗教嗎？ 97
017——靈氣無處不在，但它能有意識地自動流到該流的地方嗎？ 98
018——靈氣能量醫學是量子醫學嗎？ 101
019——靈氣療法是神祕學嗎？ 109
020——科學能解釋靈氣療法的原理嗎？ 112
021——靈氣能量可以補充身體能量嗎？ 117
022——靈氣療法屬於量子療癒嗎？ 119

Part 3 靈氣的學習 126

023——靈氣派別為何有這麼多種？一般人該如何分辨真假？ 127
024——如何選擇適合自己的靈氣課程？ 130
025——Nextes 能量醫學課程有何獨特性？ 134
026——沒有學過醫學的人可以從事靈氣療癒嗎？ 141
027——Nexte 能量醫學的靈氣治療師又有何不同？ 142
028——從事靈氣療法前需要事先學習哪些醫學知識？ 143
029——初學者為什麼要用靈氣自我療癒呢？ 147
030——靈氣的手感是什麼意思？ 150
031——沒有點化就不會有身感和手感嗎？ 153
032——如何用靈氣調整自身內在的修為？ 155
033——「經過點化之後，同學會因應個人體質差異而感到各種身心不適，同時也帶來一些新的領悟。」這就是淨化反應嗎？ 156

034——前面老師說到護身符、佛像、經書和進出宮廟等等事物都會干擾點化效果，我們是否應該避免接觸和經過以上東西和地方呢？ 159
035——如何在家運用靈氣自我療癒？ 162
036——靈氣可以幫助我們找回「真正的我」嗎？ 164
037——課堂有提過「有手的溫度是長年冰冷或溫熱，會降低手心對溫度的敏感度。」那除了溫度覺以外，我們還有其他手感嗎？請問該如何訓練以上手感？ 166
038——學靈氣的人也跟佛家一樣忌諱貪嗔癡與酒色財氣嗎？ 167
039——看同學被點化後有諸多反應，我則以自主神經和結構平衡的角度看待，覺得這些反應都太牽拖了。因為身體結構不平衡，本來就會有此反應，何以瞎猜？我覺得必須解釋清楚，否則一開始就神經兮兮，難保後面的課又要疑神疑鬼了。 169
040——修習靈氣是否是一門能讓身心靈合一的功課？ 171
041——如何學習 Nexte 靈氣療法與 Nexte 能量醫學？ 174

042——學習 Nexte 靈氣療法與 Nexte 能量醫學一般要花多久時間？ 180
043——學習靈氣為什麼一定會經過淨化排毒期呢？ 183
044——我們如何分辨自己所引導的能量品質？ 185
045——人人都可以學習靈氣嗎？ 188
046——為什麼我在自療的過程時常常會覺得愈做愈睏，有時還睡著了呢？ 191
047——靈氣分享是什麼？ 193
048——學習靈氣療法與能量醫學的好處和缺點是什麼？ 196
—靈氣療法與能量醫學的優點 197
—靈氣療法與能量醫學的缺點 198

Part 4 靈氣的技術 202

049——靈氣不是會自行療癒人體嗎？為何還需要由靈氣治療師傳靈氣能量給患者？ 203

050——剛有提到一般人的能量體感應範圍大概是一個手臂的長度，那為何遠距傳送的能量會比現場所傳的能量大而明顯呢？若是遠距做靈療較為專注，那麼為何現場就不能像遠距一樣專注呢？ 205

051——聽說學習能量醫學有五樣「違禁品」，包括：咖啡、茶、巧克力、酒精和碳酸氣泡飲料。請問點化後也有此禁忌嗎？ 207

—喝咖啡後的能量體變化 208

052——遠距點化做出的效果會有所不同嗎？ 213

053——有辦法證明人體能量、靈氣能量和想像力之間的差異嗎？ 216

054——若已經有手感或身感的人，經過點化之後會和之前有什麼差異性？ 225

055——靈氣能量是如何流進人體和從手掌傳出的呢？ 226
056——為什麼喝咖啡會影響靈氣點化？ 231
057——靈氣治療效果會不會因為本身意念渾濁、不專注而受影響？ 233
058——除了控制飲食之外（如戒食巧克力、咖啡和茶等等），還有注意什麼地方來減少干擾？ 236
059——若在點化後身體某部位出現淨化排毒症狀，這是否跟附近的脈輪有關？譬如說點化後出現的胸悶和咳嗽，這是否都跟心輪和喉輪有關？ 238
060——你說過能量人要盡量避免攝取五種禁忌飲料，因為它們會耗減人體內在的能量。若我們無法避免要攝取這些飲料的話，又該如何自行補充能量？ 240
061——之前上過短期靈氣課程，會用靈氣符號引導能量，請問 Nexte 能量醫學也會傳授靈氣符號嗎？ 243
062——之前上過短期的靈氣課程，已完成全階點化，若現在重新接受點化，會有哪些不同之處？ 245

063——為何靈氣治療師可以在缺乏個案的個人資料之下（譬如所在位置）也能做到遠距點化？ 248
064——心念的轉變會改變靈氣的顏色嗎？如果要傳送靈氣到別人身上的某個部分，我們也要轉變心念來傳送嗎？ 253
065——點化後的淨化排毒反應是否和靈療後的淨化排毒反應一樣，都先從身體最弱的部分開始呢？ 256
066——如何判斷點化後已完成淨化排毒了？ 258
067——靈氣能量療法是一種調頻的治療嗎？ 260
068——在進行或接受靈療時，如何分辨靈氣治療師傳出去的是人體能量還是靈氣能量？ 263
069——有人會說用直覺來做靈療和療癒，請問你對以上主張有何看法？ 267
070——身體在淨化排毒時會有哪些現象？ 269
071——究竟 Nexte 能量醫學和新時代療法的療癒手法有何不同呢？ 271
——新時代靈氣治療師 272

—Nexte 靈氣治療師 272
072—日式靈氣和西式靈氣的點化效果會有分別嗎？ 273
073—那麼用靈氣能量來療癒的技術跟用靈氣能量來補充人體能量的技術有何不同？ 276
—相同之處 277
—相異之處 277
074—脈輪對靈氣療程有什麼重要性？ 279
075—遠距點化與遠距療癒有異曲同工之義嗎？ 281
076—在提供靈氣療程時遇到病氣是什麼呢？有病氣反噬的事嗎？ 285
077—我在傳送靈氣給個案時，有時候會發現傳不過去，這是因為個案的身體不需要那麼多靈氣能量的緣故嗎？ 288
078—如何分辨淨化反應、瞑眩反應和惡化反應？ 290
079—靈氣掃描是什麼？可以掃描到什麼？ 292
080—為何雙手在掃描和傳送能量時的感覺會不一樣呢？ 295
081—Nexte 能量醫學裡講的身感和手感是指什麼？ 297

082——最常引致初學者掃描出錯的原因是什麼？ 300
083——靈氣療法裡講的接地（Grounding）是指什麼？ 302

Part 5 靈氣的應用 306

084——若然靈氣的性質像遠紅外線，那為什麼不乾脆使用遠紅外線儀器來傳導靈氣能量，反而要借用人手來傳導靈氣呢？ 307
085——靈氣可治百病嗎？ 308
086——靈氣可以保護我免受靈物侵犯嗎？ 312
087——每一次淨化排毒完成之後，我們怎麼才知道已經順利排毒呢？ 316
088——靈氣對什麼疾病沒有效果？ 318
089——如何區別能量體能量水平的高低？這是否取決於身體的健康狀況？如果身體常常生病，能量體的能量水平就會很低嗎？ 320

090——我從小練氣功的「寒冰掌」，體質性寒，容易過敏，冬季手腳非常冰冷，即使運動身體熱，手腳依舊冰冷，請問學習能量醫學可以改善以上體質嗎？ 323
091——接受靈氣點化對治療重大疾病和憂鬱症有具體幫助嗎？ 325
092——假如個案的生活習慣不改，個案接受靈氣療程是否只能暫時改善他的身體能量狀況？ 327
093——靈氣可以療癒家人的負面情緒嗎？假如可以的話，一般人學習到什麼階段才可以療癒負面情緒，療程又會以什麼方式進行呢？ 329
094——靈療可以療癒自己和其他人身上的各種不明酸痛嗎？療程又會用什麼方式進行呢？ 333
095——為何精神病患者大多數是治不好的？這和靈氣有何關係？ 334
096——靈氣可以用在臨終和安寧服務嗎？靈氣可以為臨終人士做些什麼？ 335
097——現代醫療會如何應用靈氣能量醫學？ 336

Part 6 靈氣的操守 342

098——靈氣能量可以補充身體養分嗎？ 339
099——未經許可就給別人傳送能量和提供療程會產生哪些問題？ 343
100——初學者如何用靈氣來幫助罹癌的親友？ 345

參考資料 348

資料圖表來源 350

Nexte 能量醫學簡介

試圖還原那早已失傳的靈通靈療能力

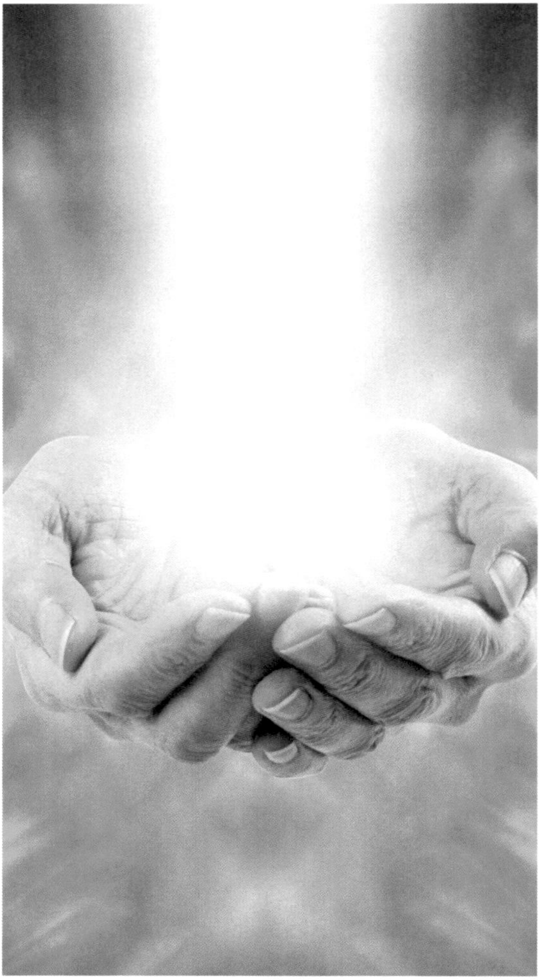

靈氣Reiki療法—源自於由臼井甕男（Mikao Usui）先生與林忠次郎先生（Chujiro Hayashi）先生共同創辦的西式靈氣為基礎，同時協助學員開發「靈通靈療加醫學知識」的能量療法。

臼井先生的靈通事跡：一開始便失傳的「靈通靈療能力」

各地的臼井靈氣學員對臼井先生、林忠次郎先生和高田女士的故事並不陌生，但很少人會留意到臼井先生很可能是位靈通人。此話何解？這裡先從臼井先生與林忠次郎先生的故事說起。

根據法蘭克・阿加・伐彼德（Frank Arjava Petter）的著作，他拜師直傳靈氣創始人山口千代子女士與其子山口忠夫的門下，並根據他們兩位的口述歷史和高田女士在一九七九年錄下的口述錄音檔，還原出大部分臼井先生與林忠次郎先生當年傳授靈氣療法時的故事與情節。我們根據多項文獻，找出以下六個事跡，從而推斷出臼井先生除了是一位能量治療師，他還是一位靈通人。

一、缺乏醫學訓練卻能同時大規模徒手治癒地震災民

當時日本剛發生完大地震，按照文獻記載，臼井先生就曾經在災難現場用雙手、雙腳和眼睛同一時間療癒五位災民，顯示他並非靠尋常的醫療方法來治療傷者。除此之外，歷史更沒有記載關於臼井先生曾修讀醫學的事蹟。西式靈氣裡的醫學概念也是由他的弟子林忠次郎先生引入其中。所以我們相信臼井先生對醫學認識不深，但卻能徒手療癒無數病人。

在他短短數年治療過的病人之中，許多人的傷勢病情不一，缺乏醫學訓練的他竟能夠快速治好各種奇難雜症，例如讓癱瘓的人恢復行動能力，令牙齒腫痛的人馬上止痛，為重傷的腳趾頭快速止血，令中風病人恢復健康等等，可見他的徒手療癒能力早已超乎常人和科學能夠解釋的範圍。再者，一眾受過日本海軍兵學校傳統西

醫訓練的弟子不但沒有懷疑過他的能力，反而向他虛心求學，這也簡接說明了臼井先生的療癒能力也超越海軍軍醫的能力水平。

總括而言，臼井先生的徒手療癒能力既沒有醫學知識支持，又超越了近代科學能夠解釋的範圍，我們姑且暫把臼井先生看待為「醫療靈媒」也不為過。

二、林忠次郎先生治癒重症：讓高田女士免去外科手術治療

林忠次郎先生在臼井先生過世前就創辦了西式靈氣，把傳統的西醫理論融合臼井靈氣療法。他不單改變了病人需要坐在椅上接受治療的方式，他花八至十個月便能治好身患腫瘤等數種重症的病人。

位於東京的診療所裡，林忠次郎先生就率先採用十張靈療床來安置病人，創下先例，而每張靈療床就安排兩位靈氣治療師進行靈療工作，診療設施完善，療效顯著，讓他聲名大噪。但是林忠次郎先生並沒有像臼井先生一般的全靈通能力，所以

他在治療高田女士的數個腫瘤，膽結石和闌尾炎時，原以為一個月內就可以讓病情好轉，沒想到花了六個月才把病治好。由此可見，林忠次郎先生的醫術在當時來說已相當高明，還是花了比預期多的時間治療，才能讓高田女士免去接受外科手術，順利康復。

回顧有關細節，林忠次郎先生似乎並沒有完全開發出如臼井先生般的全靈療靈通力。但在一百多年前，他主張揉合西醫與能量療法的想法已經非常前衛，而且他還能夠在十個月內以揉合西醫與能量療法治好重症，醫術之高，無人能及。正因如此，林忠次郎先生是繼臼井先生後唯一憑藉靈氣療法而揚名全日本的人。

三、靈通能力難掌握：傳承原始靈氣的其中障礙

臼井先生自從在鞍馬山上被點化到臨終前的數年之間，他教過二千多名學生，最後卻只有兩位學生—林忠次郎先生和牛田從三郎先生具備師範資格，獲許繼承臼

井靈氣。在臼井先生過世之後，這兩位師資便賦予其他二級靈氣治療師師範資格。為何當時只有兩位師資？因為可能在臼井先生心目中，只有這兩位師資掌握到他的靈通靈療能力。但我們回顧林忠次郎先生的一生，便明白就算林忠次郎先生醫術高明，名聲大噪，他也未能完全掌握到如臼井先生般的全靈通靈療能力。

四、靈通能力難傳授：無人能繼的靈通能量治療法

臼井先生為何不能教出跟他一樣擁有全靈通靈療能力的學生呢？答案很簡單：臼井先生的靈通靈療能力並不是靠拜師苦學而來的。事源要追溯到臼井先生在鞍馬山上絕食冥想二十一天的經歷。

經過二十一天絕食靜坐冥想，他瀕臨絕望之際，發現在黑夜裡有一個光點朝他過來，而這個光點並不是他所信奉的神佛幻象，也不是那種會照亮四週的電燈、油燈，前所未見。當這種怪異的燈光離他愈來愈近，而臼井先生選擇處之泰然時，他

便感到有某種凝聚著的光點向他前來，直接照射在他的前額上，讓他陷入介乎出神或昏迷之間的狀態。當他回神過來，下山之後就發現自己擁有徒手療癒病症的能力。

上述事蹟不單可以幫助我們理解臼井先生為何無法傳授相關療癒能力，同時這種經歷只發生過在他一人身上，從此以後就沒有類似的記載。即便臼井先生的弟子可以經過點化來獲得相類似的療癒能力，但這種療癒能力與臼井先生的根本無法相提並論。另外，在一百年前的日本，靈通力曾是社會禁忌，導致後人對臼井先生的全靈通靈療能力一直避而不談。然而人人都希望通過點化來獲取這種靈通靈療能力，而事實則證明，一般點化並不能賦予我們像臼井先生一樣的靈通靈療能力。換句話說，除了臼井先生之外，一般人根本是無法通過學習或點化來獲得這種能力。

五、連高田女士也坦言無法達到的療癒能力水平

若數近代有名的靈氣繼承人，除了林忠次郎先生與牛田從三郎先生之外，便要

數林忠次郎先生的弟子山口女士（直傳靈氣的創始人）與高田女士（西式靈氣的創始人）。為什麼要提起這兩位在近代鼎鼎有名的靈氣宗師呢？因為靈氣療法在她們執教以後都產生了重大變化。

根據高田女士的錄音檔案，她提到曾經有學生質問過她究竟能否做到像臼井先生的那種奇跡。高田女士親口回應：「不行。」這個回覆看似簡單，但看深一層，反映高田女士相信臼井先生能施展「奇跡」，同時承認連她自己也無法達到臼井先生的水平，意味臼井先生的靈通靈療能力在高田女士成為繼承人之前就已經失傳。

再者，前文有提及到林忠次郎先生也無法通過學習來完全獲得這種靈通靈療能力，那麼他的學生也自然無法掌握有關能力。由此推論下去，臼井先生也很有可能不明白這種靈通靈療能力從何而來，只會應用，卻無法理解，導致他自己都不知道如何把這種能力傳授下去。除了臼井先生以外，不管是林忠次郎先生、牛田從三郎先生、高田女士、山口女士還是其他後人，都無人能夠開發出如臼井先生般的全靈通靈療能力，可見這種能力實在難以傳授，無法學習，難免失傳。

六、第二次世界大戰爆發讓靈氣訓練變成速成班

話雖如此，林忠次郎先生為了提升靈氣能量的療癒效果，他便把醫療知識融入其中，運用科學方法來輔助療癒。這種理念在日後便發展成西式靈氣的根基。可是林忠次郎先生在訓練學生時並沒有提供完整的醫學訓練，他要求學生先花三到五天進行掃描技術和學習靈氣療癒等等特訓，其後再經過以年計的長期診間臨床實習來累積經驗，並鼓勵學生重複接受點化。可是他的師範弟子都沒有學到跟臼井先生一模一樣的靈通靈療能力，也學不到完整的西方醫學知識，導致林忠次郎先生的後人都無法學到兩者之長，再加上各種原因，導致這些重要知識和能力陸續失傳。

在第二次世界大戰爆發前後，美日關係動盪不安，長居美國夏威夷的高田女士曾透露為了在這樣的環境傳授靈氣療法，她才逼不得已把教學內容一再刪減，方便教學。這個做法雖然讓西式靈氣順利發揚光大，卻成為了風靡全球的新時代靈氣始祖，導致速成靈氣班如雨後春筍般冒起。

另一方面，身居日本的山口女士與各大靈氣協會受到當時日本醫療法規所限，不准為公眾施行靈氣療癒，導致各大日本靈氣學會作風愈趨低調，漸漸改為私人地下會所的方式活動，只限向會員與親屬傳授靈氣，讓靈氣在日本幾乎一度失傳。

由以上種種事件可見，當前人都無法學到最原本的臼井靈氣，我們姑莫論能否還原出如臼井先生般的療癒能力，後人在缺乏充足的知識基礎和訓練下，又怎能做好靈氣治療呢？有人曾經在訪問臼井先生時問了他一句話：「你能夠幫他人做好療癒，那麼你能不能夠療癒自己呢？」臼井先生說：「當然可以。如果不能療癒自己，又怎麼能夠療癒他人呢？」這麼輕描淡寫的一句話，卻對很多無法學習完整靈氣治療法的門派而言，實在知易行難。

即便臼井先生擁有這樣的能力，也無法每次都能療癒自己。臼井先生在為學生進行點化時因腦溢血中風過世，這已經是他第三次中風。他曾在早兩次中風及時自我療癒，避過一劫，可惜臼井先生自下山後便忙於推廣靈氣，長年不顧自身健康，四處奔波，唯獨在第三次中風時無法及時自我療癒，返魂乏術。

我們知道以上歷史真相之後，應該如何學好靈氣能量療癒法呢？臼井先生運用靈通靈療能力進行能量療癒；林忠次郎先生則把西方醫學配合靈氣能量進行療癒，是一位能把靈通力和醫學知識並用的靈氣師資。假如我們要獲得臼井先生般的靈通靈療能力，可能要先放下一切，再到寺廟裡冥想三年，然後去鞍馬山上絕食冥想二十一天，可是這種方法難以實踐，近代也沒出現過同類事件。就算真有人如此做了，也難有臼井先生當年被光點憑空打開靈通靈療能力的機緣。當我們有了這個共識之後，就可以用林忠次郎先生作為學習榜樣，以他的療癒手法作為標準，看看我們有多少機會還原臼井靈氣的全貌了。

在上段提到，林忠次郎先生的靈療能力是結合了靈通力和專業醫學治療能力。簡單來說，我們身為後人，必須一邊學習醫學，一邊開發靈通力，才有望達到如林忠次郎先生般的水平。這正是我們這派一直努力往這個方向發展的理念，包括提供超心理學課程，用科學方法來開發所謂的靈通力訓練，也有提供內容紮實的基礎醫學課程，到現在致力把靈通力、醫學理論和靈氣能量癒法互相融合，發展出 Nexte

能量醫學課程。通過學習這些知識，我們就能理解為何林忠次郎先生能成為靈氣界的表率了。

在林忠次郎先生執教的時代，他就曾經多番改良臼井靈氣療法的內容，包括引用西醫病歷、病床和以解剖學為基礎的醫療手位等措施，主張花充足時間治療慢性病患者，引入療程設計概念，教導人「先學診斷，再學治療」等診療教育模式。除此之外，他還開創了一種名為「掃描」的診斷技術：通過雙手去感知病人的身體狀況。仔細想想，我們就算擁有這種能力，但沒有足夠的醫學知識，也不能準確診斷。對於許多缺乏正規醫學訓練，掃描能力也未被開發的後人而言，通常也只能用一句含糊其辭的「能量不平衡」來描述病情。

以林忠次郎先生這位海軍醫官來說，假如一句「能量不平衡」便算準確描述病情，他就不會為病人寫病歷了。然而，他在靈氣治療法裡引用病歷來記錄各種病人的徵狀，無疑是為了方便他診療病人，但這個優良傳統卻在往後的傳承過程中統統流失。林忠次郎先生耐性的花了六個月的療程時間為病人如高田女士做診治，如此謙虛務實的態度，真是給後人崇尚速成做了最好的身教了。

七、成立 Nexte 能量醫學的初衷

在設計課程時，我也遇到同樣問題。即使現在任何資訊都能垂手可得，但西醫課程還是很難教學。於是我們主要採用中醫醫學（意指現代中西醫結合的中醫）來做基礎醫學課程，補充現代靈氣療法裡欠缺的醫療知識。至於如何運用科學方法來開發靈通力，這倒比傳授傳統醫學課程還要容易一些。按照多年來的教學經驗，若同學要掌握林忠次郎先生診所使用的臨床靈通力與醫學，便要花上最少十二個月的時間去分別學習，若同時學習兩種知識的話，平均各六個月便有小成。這可以理解為何林忠次郎先生的臨床實習要花一年時間了。

以林忠次郎先生為例，他先花七年在海軍兵學校學習西醫，退役後花兩年跟臼井先生學靈療，再加上他自己長年累月地不斷研發、改良臼井靈氣，有著這樣的功

底，後人若奢想花兩日就可輕鬆上手的話，就難怪靈療知識代代失傳了。正因如此，我們課程用半年到一年來開發同學的靈通能力，同時傳授醫學靈療知識，也算合理。

過往我們一直希望還原林忠次郎先生的靈通力與醫學靈療能力，但關於這方面的資料記載實在少得可憐。即便我們引用多種實證法、漢醫知識和身感手感訓練來補充現代靈氣課程的不足，但對比原始靈氣治療法來說，依然有不少知識失傳，無法用一時三刻還原全貌。

經過十多年來的嘗試，我們已發展出一套架構完整的方法，能夠成功開發同學的靈通力和醫學能力，具備成為一套完整能量醫學系統的條件。為了肯定與致敬林忠次郎先生和多位前人的貢獻，西式臼井靈氣依舊是本派系的根基、出處、由來和理論基礎。

鑑於上述種種發現與經驗，為了提升教學素質，我才開創出 Nexte 靈氣和 Nexte 能量醫學。這是一套包含西式臼井靈氣和基礎醫學理論的能量醫學系統，務求讓同學先掌握西式臼井靈氣的基本能力，再沿用十多年超心理學教學經驗輔助有志者開發靈通力、靈療力和療癒能力的能量醫學課程。

根據靈氣的發展史，我發現靈氣療法打從一開始就有代代改革的特色。不論改變多少，現代靈氣派別也很難完完整整地複製出跟臼井先生或林忠次郎先生一模一樣的能力和教育方法。那麼現代靈氣學生該對導師有何期許呢？若希望自己能夠成為自己心目中的導師，傳承靈氣的話，可以想想以下問題：

(1) 靈氣導師有什麼故事、能力或專長值得學習？

(2) 靈氣導師專長各異，每人的靈氣療癒能力、靈通能力、靈修能力、教學能力、哲學觀、古典文化修養和表達能力等等都不一樣，這也是導致靈氣門派百花齊放的主因。因此學生在尋找學習榜樣時，必須留意導師的專業能力與個人期望是否相配。

(3) 在未來會否考慮另創門派，或者把靈氣用於跨專業領域之上，以改良現存療法的不足？

(4) 除此之外，能預計自己到時候有何專長或能力滿足以上目標嗎？

也許你現在還沒有找到答案，那麼希望此書會給你一點啟發，助你找到適合的學習方法。

Nexte Reiki 能量療法一〇〇問

第一部分：靈氣的歷史

靈氣療法在這一世紀大行其道，傳說臼井先生能用靈氣治好各種奇難雜症。為什麼現代的靈氣治療師無法重現這種神奇的治療效果？這種技術是如何在傳承的過程中失傳？蘇菲亞將在這裡揭開不為人知的靈氣秘密。

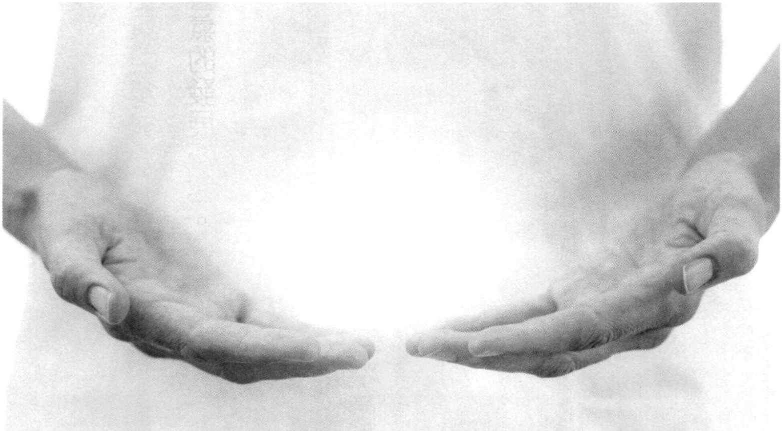

01.
可以簡單交待靈氣發展史的來龍去脈嗎？

靈氣發展史有很多版本，即便由各導師說出，也只能多做參考閱讀了。請大家先從以下有文字記載下來的時間線了解靈氣的發展過程。

◎**一九二二年春天**

臼井甕男（Mikao Usui，下稱：臼井先生）在日本京都近郊的鞍馬山上持續斷食和冥想二十一天後，意外發現靈氣能量和運用靈氣能量治療的方法。

◎**一九二三年秋天**

日本發生關東大地震。臼井先生率領弟子運用靈氣能量為當地災民提供治療（簡稱：災療）。

◎一九二五年

身為日本皇家海軍大佐軍醫林忠次郎先生（Chujiro Hayashi）先生獲臼井先生賦予師範資格。臼井先生於同年成立靈氣學會。

◎一九二六年春天

臼井先生將靈氣學會交給日式靈氣創始人牛田從三郎先生，同時也把他的診療所傳給林忠次郎先生，讓二人各司其職。臼井先生賦予林忠次郎先生一項特別的職責：「活用醫學的知識；研究出讓靈氣療法更簡單又更具療效的方法，協助學會發展。」其後，林忠次郎先生也成立了「林氏靈氣研究會」。

◎一九二六年

臼井先生因病過世。由他發現靈氣到去世這四年之內，他教出二十一位靈氣二級與師資，其中兩位是靈氣導師師資，林忠次郎先生便是其中一位靈氣導師。臼井先生過世後，再由這兩位靈氣導師將其它十九位二級學員晉升為靈氣導師，這就有了臼井先生教出二十一位靈氣導師的說法。臼井先生過世之後，將傳統靈氣學會交給牛田從三郎先生，將診所交給林忠次郎先生，當時的林忠次郎先生已有自己的林靈氣研究會。林忠次郎先生與牛田從三郎先生因理念不合，便脫離學會，自立門戶。而第二屆傳統靈氣學會會長牛田從三郎先生也幾乎在同年底過世了。

◎一九三五年

美藉日本僑民高田哈瓦優（下稱：高田女士）因患有多種腫瘤、膽結石和氣喘等症狀，決意返回日本尋求靈氣治療。其後，高田女士先接受了林忠次郎先生為期八個月的治療後便恢復健康，繼而拜他為師。花了一年時間，在一九三六年考取靈氣治療一級資格。

◎一九三七年

高田女士完成二級靈氣，學有所成後，把臼井靈氣療法從日本引入美國夏威夷，在當地發揚光大。

◎一九三八年

高田女士成為日本境外的第一位靈氣師資，她聲稱獲認為林忠次郎先生的繼承人。同年第二次世界大戰爆發，林忠次郎先生因拒絕服役而自盡。自他獲得靈氣治療師範資格的十年之內，他只教出十三位靈氣師資。

◎一九七六年

高田女士開始授課，培訓靈氣治療師，成為今天西式靈氣的創始人。一九八〇年，高田女士於八十歲時壽終正寢。由她開始授課到離世的十六年內，她只教出二十二位靈氣師資。

◎一九八〇年至今

自高田女士過世至今，西式靈氣雖然能夠在西方社會裡發揚光大，但訓練日漸寬鬆，晉升師資的過程草率，課程品質監管粗疏，原本嚴謹的教學方法反被認為不合時宜，陸續被速成課程取而代之。伴隨著美國的新時代思想運動發展，西式靈氣更演變出數百種不同靈氣門派來。

由以上時間線可見，自從臼井先生過世之後，原始靈氣的傳承也經歷多個重大變化，包括林忠次郎先生先把西醫概念融入臼井靈氣，再由高田女士在夏威夷發揚光大，才演變成今天的西式靈氣。我早年也曾在高田女士一脈的靈氣派系學習西式靈氣。

我在早年發現，原始靈氣的教學與療癒能力已因為各種原因失傳，後人不單無法獲得如臼井先生般的靈通靈療能力，也無法達到如林忠次郎先生一般能把靈通靈療能力與醫學技術並用的水平，條件不足以有效治癒身心。臼井靈氣在現代也大多變成專注於哲學、精神或靈魂療癒的形而上工作。蘇菲亞國際身心靈研究所也沿襲過符合普世精神的形而上療癒工作一段時間。二〇一〇年，我校便已在以醫學和靈通力為療癒基礎的身心醫學努力耕耘了十年，堅持以實證法來引證身心靈療效果，承擔教育。

前沿醫學（Frontier Medicine）是美國國家互補與替代醫學中心（The National Center for Complementary and Alternative Medicine，簡稱：NCCAM）將能量療法界定為補充與替代醫學（CAM）療法的五個主要領域之一。於二〇二〇年初，正值新型冠狀病毒（COVID-19）疫情虐肆全球之時，我決定將這種兼備靈通、靈療和醫學特色的身心靈氣能量療癒學申請商標—下一代能量醫學（Nexte Energy Medicine），以保全Nexte Energy Medicine的完整體制。

Nexte 能量醫學以西式臼井靈氣作為技術基礎，同時結合中西醫學理論與超心理學技術為主要療癒要義，藉此大幅提升靈氣能量的療癒效果。Nexte 是中古時期的用字，同義的現代字是Next，代表「承先啟後」的精神，展望未來。

Nexte 能量醫學從靈氣業界自成一派有以下四個原因：

(1) 業界缺乏完整醫學理論且專精於具體療癒身心的靈氣門派。
(2) 本派著眼點不在靈魂、精神性或哲學上的療癒，而是在身、心健康療癒。
(3) 本派建立一支完整的靈氣能量醫學系統，落實身心醫療。
(4) 本派試圖還原或再度開發出如臼井先生與林忠次郎先生般的靈通醫學能力。

有鑑於此，Nexte 能量醫學共有五項宗旨：

(1) 實踐具體的身心療癒工作。
(2) 致力讓靈氣療癒回復至臼井先生與林忠次郎先生在世時的技術水平，務求靈氣治療師能把靈通靈療和醫學理論融會貫通，兩者並用，提升療效。
(3) 將百年來的身心療癒工作進一步整合為完整的能量醫學系統。

(4) 不涉及精神靈修或形而上學，也與靈魂或宗教信仰無關。
(5) 以實踐具體的療癒工作為目標，並為學員提供需時較長的訓練。

靈氣向來是一套沒有專利的能量療法，這就像古來的中藥藥方，人人可以隨意改動加減，這讓靈療在全球發展成最少有五百多種門派。我決定由普世新時代靈氣獨立出來，更是為了避開持續了半世紀的靈氣頭銜之爭。承傳頭銜對我來說真的完全不是重點。

02. 日式靈氣與西式靈氣有什麼分別？

現今靈氣門派五花八門，對靈氣二字各有演繹，實在難以細分日式靈氣與西式靈氣到底有何分別。因此，我就引用土居裕（Doi Hiroshi）先生的觀點分析以上問題。根據他的著作《靈氣療法》，兩者有以下區別：

◎日式靈氣療法

首先，先找出生病的原因，也就是負面波動，然後消滅它。接下來，為了不與負面波動共鳴而提升自我意識。最後，與宇宙波動共鳴，享受安定豐富的人生。

◎西式靈氣療法

西式靈氣是採取「將靈氣療法當作補足現代醫療不足的有效療法，積極與醫療相輔相成」的態度，在身心方面都有相當好的成果。

土居裕先生認為西式靈氣在通往健康之道的效果比較顯著；傳統靈氣則是掌握通往幸福之路的鑰匙。就它們的應用層面而言，我的觀點與土居裕先生有所類同。

只要回顧靈氣的發展歷史，就會明白西式靈氣的特色在於它融合了醫學理論。

當初臼井先生只賦予海軍大佐軍醫林忠次郎先生和海軍中校牛田從三郎先生師

範資格，其後他分別把靈氣學會的繼承權交給了牛田從三郎先生，另外把靈氣診所的繼承權交給了林忠次郎先生，讓二人各司其職。但最後二人卻因理念不同，分道揚鑣，成為臼井靈氣的首次宗派分裂。雖然兩人都是臼井先生的繼承人，但林忠次郎先生則把西方醫學知識與技術引入臼井靈氣治療法裡，包括：靈療床、病歷記錄、診斷學和特定西醫疾病的療程手位法等等，用來輔助臨床治療，成為了西式靈氣的原型。

到了高田女士在夏威夷執教的年代，她仍沿用林忠次郎先生流傳下來的系統，保留了其中強調療癒的特質，但流失了醫學與靈通的部份。直到高田女士的孫女菲莉絲・雷・古本（Phyllis Lei Furumoto）執教的時期，古本女士才開始把脈輪概念引進西式靈氣，運用脈輪來做點化，而牛田從三郎先生一脈也缺少了靈通與醫學交融的一步，只保留了靈氣療法中著重於靈修的部分。所以我認同日式傳統靈氣是類似心靈、靈修的技術，而西式靈氣在林忠次郎時代則是專注在醫學療癒的技術。但早年以醫學療癒為主的西式靈氣，後來也都走上了靈性療癒的路徑了。

03. 有關臼井靈氣的傳承，到底「正傳」和「直傳」是怎麼一回事呢？

我們可以先從日式臼井靈氣的現況來了解答案。土居裕先生在《靈氣療法》中說道：「臼井靈氣療法學會由第三代會長開始，一直到了第七代會長近藤正毅一路繼承下來，現在只限定成員做家庭療法來鑽研，禁止對一般大眾公開傳授。」可見臼井靈氣在日本的傳承過程非常神秘，已經不知究竟流傳了什麼。

在一九二六年春，臼井先生將靈氣學會交給日式靈氣始創人牛田從三郎先生後，臼井靈氣的發展就變得自由放任，並無正不正宗之分。「正傳」和「直傳」的講法也因此變得可圈可點，類似情況也曾發生在西式靈氣的傳承過程裡。

在一九三七年，高田女士在日本學會了靈氣療法後，便把它帶回夏威夷發揚光大，但她卻很少教授其科學或醫學原理。根據人類學博士芭芭拉・雷博士（Dr. Barbara Ray）所述，到了一九七八年，高田女士選擇了她為繼承人。在一九八〇年，高田女士和芭芭拉・雷博士一起創立了「美國靈氣協會」，高田女士於同年逝世。其後，她的孫女古本女士把另外二十二名靈氣師資聯合起來組成了「靈氣聯盟」（The Reiki Alliance），同時為其能量治療技術、靈氣訓練課程，向外界再三聲明她才是高田女士的真正繼承人，傳承自正宗的西式靈氣。然而芭芭拉・雷博士並不認同由古本女士創辦的靈氣聯盟，便另組了「The Radiance Technique International Association」，與為此派靈氣申請了專利。

雖然古本女士與芭芭拉・雷博士都以高田女士繼承人自居，但兩人所開設的課程內容都不盡相同。因為都沒有臨床診所，她們都棄用了當年臼井先生規定學員需要接受為時最少半年到一年的臨床實習訓練模式。另外，原本用一年一級的靈氣制度也演變成僅六至十二小時的全部課程，沒有了醫學與靈通訓練。說到這裡，大家便能意想到靈氣是如何失傳的。

「直傳或正傳等頭銜是靈氣療法的教育重點嗎？直傳或正傳是到底傳承了什麼知識與技術？我們如何才能夠承先啟後？」以上三個問題才應該是傳承臼井靈氣的重點吧！

04. 靈氣療法是如何出現？

日文「**霊気**」二字最早出現在公元四世紀，源自漢字「靈氣」。它的原意是指「源自眾神的訊息」。而這兩個漢字也刻在東京西芳寺的臼井紀念碑上。如要解釋臼井靈氣從何而來，便要追溯到創始人臼井先生的生平說起。

臼井先生出生於一八六五年八月十五日，自小在偏僻的日本南方山區村莊谷合村（現稱：美山區）長大。他的父親以經營雜貨批發和零售生意維生，是當地最富有的人之一。關於臼井先生母親的記載不多，只知她活到八十五歲便壽終，非常長壽。二人育有四名子女，臼井先生排行第二，對上還有一位姐姐，對下有兩位弟弟。他的姐姐長大後便嫁給了當地另一位也姓臼井的男士；二弟長大後便跟隨哥哥到東京生活，最後成為了一名醫師；小弟則留在家鄉生活，經營父親的事業。

由於當時日本的平民教育才剛剛普及，當時的小孩多數入讀民間教育設施「寺子屋」學習。寺子屋又稱為「手習所」或「手習塾」，性質類似私塾，多半由寺院開辦，主要教授讀寫、算術、人文、歷史、地理、書信寫作和生活技巧等等基礎知識。那時的學生在宗教氛圍濃厚的環境下學習，耳濡目染，可能是誘導他日後潛心修行的原因之一。臼井先生長大後，便娶了鈴木貞子（Sadako Suzuki）為妻子，二人育有一男一女，兒子叫不二（Fuji），女兒則叫年子（Toshiko）。可惜他們都英年早逝，死後跟父母同葬東京西芳寺。

臼井先生一生做過許多不同類型的工作，他當過記者，也擔任過監獄諮詢人員、社工、傳教士和公務員。有資料顯示，臼井先生最後從商，結果生意破產，陷入自我認同危機，觸發他反思人生目的，成為了日後閉門修行的轉捩點。

在一九一九年，他在京都寺院展開了長達三年的冥想靜修期，以圖開悟解脫。但三年過後，他仍然沒法找到答案。於是他便向寺廟住持尋求開示。住持說：「除非死去，否則無法得到永恆平靜。」

在一九二二年三月，臼井先生決定通過禁食來讓自己自然離逝，藉此解脫。於是他特意前往京都鞍馬山，於山上以雙掌合十的姿勢放空自己，靜坐了二十天。結果在第二十一天的日出之前，他突然感受到同如閃電般強大的力量擊中他的前額，頓時失去知覺。當他回過神來，便感受到前所未有的能量震動全身，精神深沉而放鬆，身心內外都充滿了光與能量。這是他第一次體驗到靈氣能量，也是歷史上的首次靈氣點化。

他在下山之時不慎跌倒，撞翻一塊腳趾甲。他出於本能地伸手按在趾甲上，神奇的事情就發生了，傷口竟然止了血，疼痛消失。當他回到村莊後，又遇到了一位備受牙痛困擾的女孩。結果他發現用同樣的方法竟能療癒痛症，也因此確認自己擁有徒手療癒的能力。

基於一連串神奇事件，他再度拜訪寺院主持尋求指引。主持確認他的特殊能力，並建議他開班授徒。離下山隔年因日本大地震，臼井先生獨自為災民做療癒，深感力有未逮之後，便開始傳授靈氣，成立本名為「**心身改善臼井霊気療法学会**」，亦即是現在的臼井靈氣療法學會。

說到這裡，我們不禁懷疑為什麼臼井先生剛獲得點化不到一個月就有能力教學？根據我的推斷，正因為臼井先生花了三年閉關冥想，無意中打好靈修基礎，才能在鞍馬山上靜修二十一天便可獲得點化。

在一九二三年九月一日，日本發生大地震，根據官方記錄，有共十四萬人身亡，十八萬人受傷，五十萬人無家可歸。相傳當時臼井先生一次可以療癒五個災民：一手療一人，一腳療一人，用眼睛療癒第五位災民。自此之後，他便開始做災後群體靈氣療癒，為災療的先例，跟另外八位學生治療災民，但依然無法為數以萬計的災民及時提供治療。這場大地震徹底改變臼井先生對靈氣教育的想法，令他決心培訓更多學員。在後來的幾個月，臼井先生和八位學生便陸續為更多災民進行點化，施行靈氣治療，實行大規模傳授靈氣療法，療癒災民。

在一九二五年，臼井先生的事跡已經傳遍整個東京。自此之後，他開始經常往返日本各地傳授靈氣療法。至於當時臼井先生到底是如何治療各種病症，有關資料的確不多，我們實在無從稽考，只能根據零星資料加以推斷，但他曾經說過：「只要我們先把心和心智療癒，我們才能讓身體健康。」可見他對人的身心健康非常重視，認為兩者缺一不可。

根據臼井先生的解釋，他相信不管是心理病還是肉身病，靈氣都可療癒。在他眼裡，靈氣不是「治療」（指治標不治本的醫療手法）身體，而是修正身體病患，讓失衡的機能恢復正常。他說：「靈療不用工具，也不必做冥想，靈療是一個超越醫學的靈性方法，所以它不是醫學。你可以用吹、觸碰和輕撫生病的部分。」他坦言雖然自己身為靈氣療法的創始人，但也無法清楚解釋靈氣到底是如何療癒疾病，所以他相信終有一日，科學會證明靈氣的價值。

到了一九二六年三月九日，當他正為一群學生點化時，他突然因急性腦出血中風病逝。在他病逝之前，其實已經為自己治療過兩次中風，可惜他這次無法及時自我治療，最終返魂乏術。臼井先生訓練過兩千多名學生，但只有其中兩位考獲師範資格。自臼井先生開悟後的整整四年（一九二二年三月至一九二六年三月），他把一生最輝煌的時間獻給了世人。

這就是靈氣療法的開始。

05. 為什麼有人會說西式靈氣治療法的創始人是林忠次郎先生，而不是臼井先生呢？

西式靈氣是由臼井先生和林忠次郎先生共同創辦。那麼林忠次郎先生到底是如何開發出西式靈氣的呢？

於一八八〇年九月十五日，林忠次郎先生出生在日本東京，長大後入讀海軍兵學校，成為軍醫。於一九〇二年隨即服役，參與過第一次世界大戰，包括在一九〇二年至一九〇六年爆發的日俄戰爭。在一九一八年，他獲晉升為海軍上校醫官。直到一九二五年，他退役後便拜師臼井先生門下，學習靈氣療法，並於同年考獲師範資格。關於他私人生活的記載不多，只知他跟林智惠女士（Chie Hayashi）結婚。

按照日本當時的醫學法，政府只允許漢醫、荷醫和按摩療法人員提供診療服務。因此，在臼井先生過世之前，他特意選擇具備醫學背景的林忠次郎先生和牛田從三郎先生為繼承人，並分別把靈氣診療所與臼井靈氣療法學會交給二人管理。鑑於林忠次郎先生受過海軍兵學校西方醫學訓練，臼井先生便期望他在日後能把臼井靈氣發揚光大，以免後繼無人。但林忠次郎先生和牛田從三郎先生後來卻因理念不合，林忠次郎先生便決定自立門戶，在東京信濃町開設靈氣教學中心兼診所，傳授靈氣療法，提供診療服務。

在這家診療訓練中心裡，每日就有約二十位靈療者同時工作，病人多得讓他們分身不暇。久而久之，因為靈氣療效顯著，令林忠次郎先生聲名大噪。自此之後，林忠次郎先生如臼井先生一樣開始不時往來日本各地，推廣靈氣療法。在林忠次郎先生仍活躍於教學的時候，他收的學費便是其他年青靈氣師資的兩倍，非常昂貴。因此，他的學生多半是來自上流社會，非富則貴。而一般平民百姓的診療費則人人都能負擔得起，也有病人會用米、魚和農作物等等物資來支付療程費用。

經過第二次世界大戰，上述設施已不復存在，但這個地點對西式靈氣別具意義。首先，林忠次郎先生就在這裡改良靈氣治療技術，引入西醫診療概念，率先採用為數十張的靈療床安置病人，讓病人能躺在床上接受治療。除此之外，這裡更是林忠次郎先生結識下一任繼承人高田女士的地方。

在一九三五年，長年生活在美國夏威夷的高田女士身患重病，打算去日本進行外科腫瘤手術。到了手術台上，她忽然聽到一道內在聲音不斷勸她取消手術。當下高田女士便向主治醫師梅田提出相關請求，並查問日本當地有沒其他療法能替代手術時，梅田醫師轉介她給林忠次郎先生接受治療。結果林忠次郎先生花了約六到十個月時間便把高田女士完全治好，叫高田女士嘖嘖稱奇。高田女士於是一心拜林忠次郎先生為師，成為他的入室弟子，旅居日本。自此之後，林忠次郎先生以師帶徒的方式把畢生所學傳授給高田女士。高田女士最終在一九三八年考獲師範資格。

林忠次郎先生一生只訓練出十三位擁有師範資格的學生。在一九三七年至一九三八年間，高田女士遵循靈氣傳統，邀請林忠次郎先生到美國夏威夷傳授靈氣療法。與此同時，有傳聞指林忠次郎先生是特意讓高田女士成為繼承人，好叫她在日本境外避過戰火，繼續把靈氣發揚光大。

第二次世界大戰在一九三九年爆發，有資料指日本政府曾令林忠次郎先生重返戰場，也有資料說日本政府見他經常往來日本和夏威夷兩地，便要求他充當國際間碟。雖然現在無法追查有關事件的真偽，但可推斷第二次世界大戰爆發的確令林忠次郎先生感到非常困擾。在一九四〇年五月十一日，林忠次郎先生選擇切腹自行了結生命，享年六十歲。林忠次郎先生在過世前幾個月曾飛到美國探望高田女士，並授予她師範資格。

到底是什麼原因造成林忠次郎先生自殺，至今也無人知曉。有傳林忠次郎先生當眾切腹自殺後，有關消息被隱瞞了一陣子才流傳開來。自此之後，位於東京的靈氣教學中心便由林智惠女士接管。而高田女士也如林忠次郎先生所願，在夏威夷推廣靈氣療法，把它發揚光大。自此以後，昔日的靈氣療法便慢慢演變成今日的西式靈氣。

在林忠次郎先生過世後一年半左右，珍珠港事件爆發，日本與德國結盟，英國隨後向日本宣戰。世界各地的戰事四起，導致各國民不聊生，令日本境內的靈氣教育工作變得相當困難。在戰爭爆發前，許多參與過第一次世界大戰的高階軍官和海軍都有修習靈氣，不少人如林忠次郎先生一樣考獲師範資格，無形中讓日本政府默許靈氣在民間流傳，還一度非常流行。據靈氣書籍作者法蘭克·阿加伐·彼德（Frank Arjava Petter）的靈氣導師小川（Fumio Ogawa）和智代子（Chiyoko Yamaguchi）所言，日本當時一度有近一百萬名的靈療者，單是臼井靈氣療法學會就有約六十個分會。直至第二次世界大戰爆發，許多參與過第一次世界大戰的軍官都已年老退役，不能再為國家服務。與此同時，日本政府也不允許靈氣療法在民間流傳，讓日本當地的靈氣組織變得愈來愈低調。臼井靈氣學會和林靈氣研究所自始對外封閉，只限協會成員和親屬之間用靈氣互相治療，不再服務公眾，情況一直維持至第二次大戰的尾聲，讓靈氣療法在日本幾乎失傳。

自第二次世界大戰結束過後，日本政府不再允許有關組織推廣靈氣療法，靈氣反而在美國夏威夷變得普及。在一九五〇至六〇年代，各個日本靈氣協會的會員人數不斷萎縮，早期的學生和擁有師範資格的靈氣治療師也相繼離世，臼井靈氣學會維持不對外開放政策，變成私人會社。若當時有人想在日本學習靈氣，就必需經過內部成員接引，再由眾多會員一致批准申請之後，才能獲得會員認證。

到了一九八〇年代，西式靈氣真的如林忠次郎先生所想，在西方發揚光大，風潮回流日本。要不是高田女士與林忠次郎先生相遇，靈氣療法極可能在日本失傳，後繼無人。

06. 在靈氣發展的初期共有幾個學習階級呢？

在最早期臼井先生仍活躍教學的年代，靈氣共分為三級：初傳、奧傳和神秘傳。**第一級是初傳——初學者入門級別**。初傳（Shoden）再細分四級，分別是：六級（Rokkyu 或 Roku-to）、五級（Gokyu 或 Go-to）、四級（Yonkyu 或 Yon-to）和三級（Sankyo 或 San-to）。六級是最低階。當時的靈氣點化課程稱為「**霊授**」，課程長達五日之多。導師會鼓勵學生重複進修以上層級，直至準備好了，才正式學習靈氣。而在林忠次郎先生執教的時代，他便把初傳分成三級。

第二級是奧傳——進階級別。奧傳（Okuden）分為兩個部分：奧傳前期（Okuden Zenki）和奧傳後期（Okuden Koki），分兩日教完。雖然林忠次郎先生也把奧傳分成兩個部分傳授，但他卻用五日教授奧傳知識。林忠次郎先生在他位於東京的訓練中心，更會花上三日教授掃描病腺（Byosen）技術，學生掌握相關技術之後，才獲許修讀奧傳。在奧傳課程裡，臼井先生主要教授以下幾個靈氣技術：發靈法（Hatsurei Ho）、輕拍法、推壓法、按壓法、遙距治療法和糾正個人習性法等等。

第三級是神秘傳——師範資格級別。神秘傳（Shinpiden）分為兩部分：師範資格助教（Shihan Kaku）和師範資格（Shihan；簡稱：師資）。在過往的靈氣神秘傳課程裡，導師會讓學生先由師資助教級別學習，再賦予他們點化能力，觀察學生有否自大狂妄之心，假如有的話，那些學生將不獲晉升為師資級別；假如學生品德高尚，又有愈來愈有愛心的話，便可獲晉升為師資。經過重重考驗，知識、技術和品德兼備的人才能考獲師資，這實在是種無上榮譽。因此在靈氣發展初期，真正能考獲師資的人數不多，有些靈氣導師一生總共教了五百名學生，其中只有六位能榮獲師資，而這些師資也只能在學會內部傳授靈氣。

點化是指調頻（日文：**霊授**；譯音：Reiju。英文：Attunement）。在靈氣發展早期，點化被視作一種入門儀式，學生要端坐在導師之前，閉上雙目，要不只能看著自己的指尖，過程還要求學生在每次呼氣時，兩手指尖互相碰觸，刻意讓學生專注指尖上的觸覺，借此放下種種雜念與自我意識。他們相信通過保持這個動作，就能導人專注內在靈魂，放鬆身心，變得光明。早期的靈氣導師十分鼓勵學生定期接受點化。臼井先生的弟子也曾懷疑過點化的必要性，他們更相信只要專注內在，連結宇宙的話，就不需要進行點化。

而根據歷史文檔記載，早期的靈氣課堂還包括每日上課都要唱頌《靈氣五戒》：

就在今天

（日文：今日丈けは，拼音：Kyo dake wa，英譯：Today only.）

一、**勿動怒**

（日文：怒るな，拼音：Ikaru-na，英譯：Do not be angry.）

二、**勿憂愁**

（日文：心配すな，拼音：Shinpai suna: 英譯：Do not worry.）

三、**誠心感恩**

（日文：感謝して，拼音：Kansha shite: 英譯：Be grateful.）

四、履行職責和使命

（日文：職務を励み，拼音：Gyo o hage me，英譯：Fulfill your duties，do the right thing.）

五、親切待人

（日文：人に親切，拼音：Hito ni shinsetsu ni，英譯：Be good to your fellow men.）

Nexte Reiki 能量療法一〇〇問

第二部分：靈氣的本質

靈氣真的如坊間所說，是神奇的宇宙能量，能夠治癒任何病痛，而且還可以滿足所有人的心願嗎？蘇菲亞將根據她對靈學、醫學和靈氣的認識，解答大家對靈氣的各種誤解。

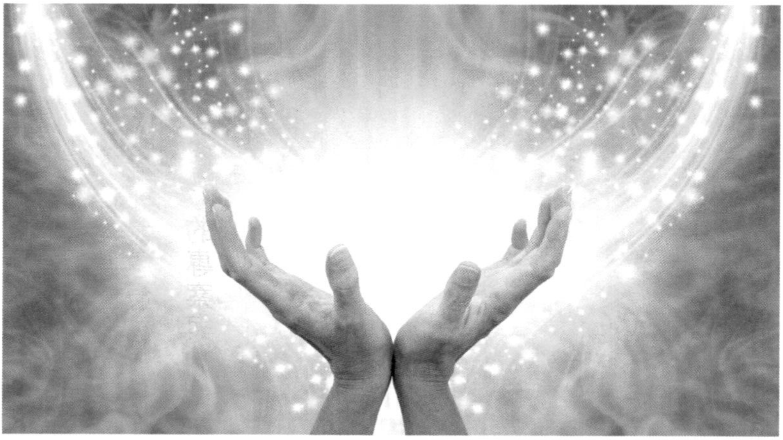

07. 靈氣能量是從宇宙而來的嗎？

許多人會說靈氣是來自於宇宙的能量。但這個說法對我而言則太過含糊敷衍。根據美國國家衛生總署（National Institutes of Health；簡稱 NIH）的專案與論文所知，目前還沒有充分研究證據能夠證明靈氣是來自宇宙的說法，而我們只能通過實驗，證明靈氣能量的治療效果。

這也說明靈氣治療師所引導的靈氣能量，其實是來自於地球大氣，屬於地球內可偵測的能量頻率範圍。既然身處地球就可以吸納靈氣能量，那為什麼要標榜它是來自宇宙呢？這才是靈氣治療師需要想想的問題。

08. 到底坊間用「宇宙能量」來形容靈氣的誤會出在哪裡？

用「宇宙能量」來形容靈氣能量實在含糊又失實。我相信這個說法是為了歌頌靈氣能量的偉大而已。從廣義來說，其實世界萬物、地球生靈和其他有形、無形的能量，都可以形容為來自宇宙或宇宙能量。到現時為止，沒有任何科學能夠證明靈氣的由來，究竟為何靈氣能量會被稱為宇宙能量，或有何根據能證明靈氣能量是宇宙能量，也實在無從稽考了。

若硬把世界萬物都要歸類為宇宙能量的話，在造句上看似無誤，但就有濫用字詞之嫌。在描述靈氣的本質時，用上來自宇宙四字就顯得更加矯情。

情況正如我們在講陽光時，強調它是來自宇宙，或者說成來自宇宙源頭，豈不是多此一舉了嗎？一般人平常不會說太陽光為「宇宙能量」，也不會把大氣層內的空氣分子稱作「宇宙分子」。即使人人都知陽光的偉大，若再用宇宙能量來突出陽光對地球的重要性，彷彿就只有讚美之意，有違說明本質之意。

再者，宇宙能量也不過是虛詞一個，用它來描述靈氣的確會誤導他人，叫人以為靈氣是偉大又稀有的能量，塑造如同神話般的幻想。久而久之，更有人把靈氣療法跟靈學混為一談，嘩眾取寵，當成鬼神之說，我對此敬謝不敏。

當客觀研究靈氣能量時，用宇宙能量或宇宙源頭的能量等等字眼來描述它其實沒有多大意義，也沒有任何科學根據。我們反而要知道靈氣跟其他宇宙能量有何不同。外行人不知道也算，Nexte 能量醫學學生就一定要注重這些細節與真相。

09. 你有提到點化是指調頻的方式，能確保引進來的能量頻率在〇至三〇赫茲的範圍內，當中以 Nexte 靈氣能量頻率範圍在七至八赫茲最好，這個頻率範圍是否包括 β 波加上 α 波和 θ 波的能量頻率範圍？除此之外，您還提到靈氣是紅外線，但是紅外線的頻率是在四三〇泰赫茲至三〇〇吉赫茲之間。以上兩個說法的關連是什麼？

紅外線又分近紅外線、中紅外線和遠紅外線。每一種紅外線都不同，我提到的是遠紅外線，帶到教室裡的也是遠紅外線儀。遠紅外線是指光譜上十五至 一千微米區域的光波，屬不可見光。

不同專業對遠紅外線光譜範圍的定義也有所不同。一般人最容易感應到遠紅外線的方式便就是通過溫度覺，也就是「熱」。萬物只要有溫度，就會散發出遠紅外線能量，尤其是電磁波。

即便是人體有遠紅外線能量，它也會因器官組織、溫度與健康狀況的差異而產生不同讀數。在不同時間量度同一個部位的遠紅外線能量，讀數也有區別，不停變動。由於我本身的專業不在物理學，所以只能提供以上有限資料。

若大家對物理學或者光電學有興趣的話，請找相關領域的專家求教，但靈氣能量的頻率與遠紅外光的關聯是什麼呢？我們可以參考以下文章的部分內容，尋找線索。根據伯納黛特・多蘭（Bernadette Doran）撰寫的《靈氣背後的科學》（The Science behind Reiki）：

> 靈氣治療師的電磁場與細胞組織在進行有效修復時頻率相近。另外，能促進人體組織有效自行修復的生物能量場頻率是在『極端低頻』範圍（Extremely Low Frequency，縮寫：ELF）。

以上發現均曾被量度和記錄：神經細胞再生的頻率介乎於兩周期／秒，能促進骨骼生長的頻率在七赫茲，韌帶修復的範圍在十赫茲，生成微血管的範圍在十五赫茲。

約翰・西梅爾曼博士（Dr. John Zimmerman）曾量度靈氣治療師和其他能量治療師在提供能量療癒時的磁場頻率，發現他們雙手都散發「極端低頻」能量，頻率範圍介乎於零點三至三十赫茲，跟健康器官組織散發的能量頻率一模一樣，其中最常出現的頻率是七赫茲，這跟美國食品藥品管理局認證用來促進骨骼生長的的脈衝電磁場治療儀所發出的頻率一樣。」

除此之外，在《靈氣的科學》提出以下觀察：

我們一直「沐浴」在遠紅外波之中。在我們的認知裡，它們有支持生命的功用，最基本的就是應用遠紅外波來改善你們的整體健康狀況。我們不但一直在接收遠紅外波，而且我們還一直釋放著它。我們兩掌中心所散發出的遠紅外波範圍介乎於八至十四微米。這就是靈氣和指壓等徒手療法的共同基礎之一。

10. Nexte 靈氣療法跟氣功療法有何不同？

Nexte 靈氣是透過精神念力引導靈氣能量在場中的運動與作用。一般靈氣則是用想像的方式引進能量，並讓能量自由流到該流的地方去。這兩種靈氣從基礎的運作上就非常不同。在這本書裡會特別標示 Nexte 靈氣與一般靈氣為分別。

我曾拜師文始派氣功掌門王德槐老師門下學習氣功。在初學氣功的階段，頂輪全部固化，無法引靈氣進來，叫我大吃一驚。當我一進入高階氣功階段，這個現象就消失了，頂輪恢復了原來的彈性。這些親身經驗讓我明白該如何教導有氣功底子的學生之餘，也讓我注意到氣功療法與 Nexte 靈氣療法的區別。

在美國國家衛生總署所認可的另類療法單位裡，他們是把氣功跟靈氣分開來研究。最終只有靈氣療法被西醫醫院診所採用，而氣功治療就因為各種原因仍停留在研究階段。

除此之外，引導 Nexte 靈氣的過程也不像人體的呼吸作用，不會恆常發生，也不是一種被動過程。它是一個由主意識所產生的行為，就像人口渴就沖水喝一樣，是受意識主導的動作，這一點跟氣功相似。

再者，任何氣功師都有可能引進靈氣能量，可是他們所引的是一種混合了各種品質的能量，當中只有少量是靈氣能量。情況就像一般人呼吸的空氣裡就包含著各種氣體，例如：氮氣、氧氣和二氧化碳等等。而且每一位能量治療師的引導技術都不一樣，只有少數人清楚知道自己掌握與引導的是什麼能量，大多數人不清楚而已。

Nexte 靈氣不是唯一一種以電磁波形式存在的能量。我們只是把特定頻率範圍的電磁波稱為靈氣能量。Nexte 靈氣治療師的角色是負責傳導與濃縮它，再配合醫療知識把它用於療癒。任何地方都有這些能量，像氧氣一樣，在全地球都有，但也只有經過收集和濃縮的 Nexte 靈氣能量才能配合療程，發揮療效。

在引導能量的路徑和能量特性上，兩者也有明顯區別。在 Nexte 靈氣裡，靈氣能量先通過頂輪進入身體，再經過心輪、掌輪傳出去。

經過頂輪收集提純，Nexte 靈氣能量才有充足的濃度發揮療效，影響有機體的作用。但當 Nexte 靈氣能量進入患者身體之後，它就會跟患者本身的人體能量（註一）互相融合，迅速消散。

而氣功的「氣」則可以從人體各個部分進入身體，進來的「氣」還經過特定動作，被反覆「打磨」，濃縮提純成特定頻率的能量，而且還能長時間儲存在體內的某個部位。由此可見，氣功的「氣」跟靈氣能量類似，但氣功的「氣」需要反覆打磨才能壓縮儲存，Nexte 靈氣的「氣」一進入人體就會馬上發揮作用，無法儲存而迅速消散。

另外，大部分氣功師都未有機會修讀教人如何微觀能量的課程，所以他們皆以能量是否充沛、明顯為判斷準則，而 Nexte 靈氣治療師則剛好相反。Nexte 靈氣能量十分細緻柔和，所以 Nexte 靈氣治療師要對 Nexte 靈氣能量有足夠的敏銳度才能分辨品質。因此，我在教育 Nexte 靈氣治療師時，便會訓練他們仔細觀察能量的細微變化，非常關鍵。

註一、人體能量的意思可以先簡單理解為人體肉身的能量。這也就是一般人說的「體力」之類的能量場。

由此可見，Nexte 靈氣療法與氣功療法是兩種截然不同的專業，絕對不可混為一談。

11. Nexte 靈氣療法是量子醫學或信息醫學嗎？

我們先簡單了解什麼是量子理論和信息醫學。首先，我們可以參考崔玖教授在二零零一年所發表的《介紹生物能信息醫學》(註二) 來理解信息醫學理論的定義：「信息系統中的共振傳導作用，來自於生物體內有形的血循環系統及無形的能量（神經波）循環。」

註二、崔玖教授（一九二六－二零一八）為台灣另類醫學的代表人物之一，原為婦產科醫生，後期投入整合中西醫學研究之外，亦曾涉足花精研究、生物能醫學、信息醫學和自然醫學等領域。《介紹生物能信息醫學》指出：「生物能信息醫學是研究身體部分功能互動時，所發出之信息相互之間關係的醫學，這種互動包括了細胞與細胞之間，器官與器官，甚至於個體與個體，個體與環境之間的信息傳遞。」

這兩類能量傳導，都有具體的載體：血管與神經。

現代量子理論相當繁多，跟我們有關的大概可以如下解釋：能量以信息方式傳遞，其唯一的物質載體是生物電磁場。因為量子波粒二相論，綜合能量與信息的關係，生物電磁場存在於有機體之間傳遞微波。而生物體會發散具有信息的生物微波。

由此可知，相信靠兩手一擺就能治百病的靈氣療法不是量子醫學。少數做療癒時順便算起命來的也不是信息醫學。同時訛稱能用靈氣點化鈔票的，修護汽車電腦的，不但跟量子能量醫學與信息能量醫學無關，也與靈氣療法沒有半點關係。因為量子醫學和信息醫學需要有機生命為載體才能實踐。

而量子能量醫學和信息能量醫學都有以下共識：能量只能在生物電磁場裡發揮作用。在物理學的解釋裡，場是一個以時空為變數的物理量。生物電磁場是場的其中一種。當一個場沒有特定作用，它就只是平凡一個場。

生命體內的各種組織和細胞不停運作，場的變化是從生物體各種微波共振產生的變化而來。當場的能量變化導致身體器官、組織無法發揮正常功用，這就是能量醫學常說的能量失衡，相反就是能量平衡。

自有這個發現開始，美國國家衛生總署認可的另類療法單位便把靈氣療法歸類為能量醫學範籌。因為 Nexte 靈氣能量是一種可以影響人體生物能量場的電磁波。只要我們把它傳入人體，再任其發揮功效，它便會融入人體裡的生物電磁場，同化為「場」的一部分。

因此，Nexte 靈氣治療師需要運用特定傳導技術才能發揮能量微波的理想功效。縱使我們引導龐大的靈氣能量，大到足以覆蓋整個患者的人體能量，也未必能夠全方位操作，也無法達到能量平衡。靈氣能量本質容易消散，縱使靠數次傳導是不能讓它持續覆蓋在整個人體能量之上。

除此之外，靈氣能量還需借助輻射作用來產生療效。因為靈氣能量本身並不能自行產生輻射作用，必須經由 Nexte 靈氣治療師用掌心傳出去，產生熱能（類似遠紅外線的能量），才能發揮功效。

所以 Nexte 靈氣治療師的掌心發熱發紅也是成功傳導靈氣能量的特徵之一。雖然氣功師也可以把人體能量傳至掌心，產生類似效果，但此能量非彼能量，不能混為一談。

以上技術就是 Nexte 靈氣治療師的基本功。我們之所以要求 Nexte 靈氣療法一級同學必須練成這種能力的原因也莫過於此。

12. 靈氣是不是妖魔的能量？靈氣治療師是不是仙姑或神棍？

這個問題在前導課應該有所詳細解答吧？那我就這裡就簡單回答好了。

靈氣療法的「靈」並不等於靈學裡的「靈」，大家千萬不要見到靈字就腦補成靈學裡的靈字。靈氣療法中的「靈」代表靈氣能量，是指**以某一能量頻率存在於大氣之中的電磁波**，可用來療癒身心，而這種能量稱為靈氣。

對於許多思想負面的人而言，一見靈字就有成見，產生恐懼，他們只想到代表鬼怪的靈，而想不到美好心靈的靈。曾經有人前來踢館，硬要把靈氣說成是來自地獄的能量，令人啼笑皆非。各個宗教都有屬於自己系統的療癒者，加上靈氣療法也只是眾多能量療法的其中一種，跟宗教無關。雖然各行各業都有良莠不齊的現象，但總不能用一竿子打死一船人，亂把別人當成是怪力亂神的神棍吧？

我明白大家都怕受騙，但是詐騙的定義是什麼呢？詐騙是指掛羊頭賣狗肉的操作手法，以空賣空的伎倆，還是販售希望與虛榮的作業，抑或是指虛假的承諾呢？要是你認為詐騙是指以上種種手法的話，那麼Nexte靈氣能量療法就完全不符合詐騙的定義了。

美國有上千家醫療機構和醫學研究所已相繼著手研究以醫學理論為依歸的西式靈氣療法，這包括美國國家衛生院屬下的補充替代醫學中心（註三）（National Center for Complementary and Alternative Medicine）和國家醫學研究論文圖書館（National

註三、美國國家衛生院屬下的補充替代醫學中心曾資助研究，包括：探討靈氣治療的實際效用、對纖維肌痛症候群（Fibromyalgia）有何影響，能否提升愛滋病患者生活品質、可否延緩前列腺癌症患者病情兼減輕焦慮，及減輕糖尿病二型患者心血管風險和神經痛楚等等。

Library of Medicine）等等，都陸續展開並刊載有關研究和討論。

假如我們要在一個新領域時免受誤導，最好的法子就是了解它，並且預留時間與空間觀察它的發展，保持客觀，再作定論。

另一方面，我理解一般靈氣療法被當成是怪力亂神的原因。因為它既沒有理論技術，也沒有課程大綱，派別繁多，說有數百種也不為過。事實的確有少數門派的教學內容叫人匪夷所思，如：為鈔票做點化，以及請耶穌給群眾做點化…等等，結合宗教神話和個人想像來推廣靈氣，的確會叫人曲解靈氣療法，造成誤會。

雖然我無法為其他數百種門派代言，只能再三重申 Nexte 能量醫學的宗旨與理想，再努力發展有關理論與技術，專注教學，希望建立出清晰實證的課程架構。

Nexte 靈氣能量療法需要與時並進，我們也花了十多年來改良課程內容，雖然還在進步之中，但至少每隔幾年就可以看到技術與知識都有所提升，以上都是努力耕耘而來的正面成果。因此，歡迎你們來親身認識它哦。

13. 當植物的枝葉斷了，它的能量仍然會保留一段時間。那人類的能量也是如此嗎？

圖片一和二說明：這是由克里安儀拍出的照片，呈現葉子遭剪割後的能量體變化。這個實驗一共分為兩組，兩組實驗皆採用了五掌尖葉作為觀察對象。第一組：切斷葉子本身的一個尖角，另一組：切斷葉子能量體的葉尖。結果發現：第一組葉子的肉身被切斷後，它的能量體仍然完好無缺；切斷能量體後的葉尖則會再長回來，但可見疤痕清楚的傷痕累累。

能量體（註四）與肉身是兩種截然不同的概念。因為能量體與肉身之間雖有連結，我們必須要把以上兩個概念區分開來了解，因為各自的結構、組成方式和對各種刺激的反應都不盡相同，千萬不要用肉身的概念去理解能量體，反之亦然。

註四、能量體是泛指有機體上的能量場。

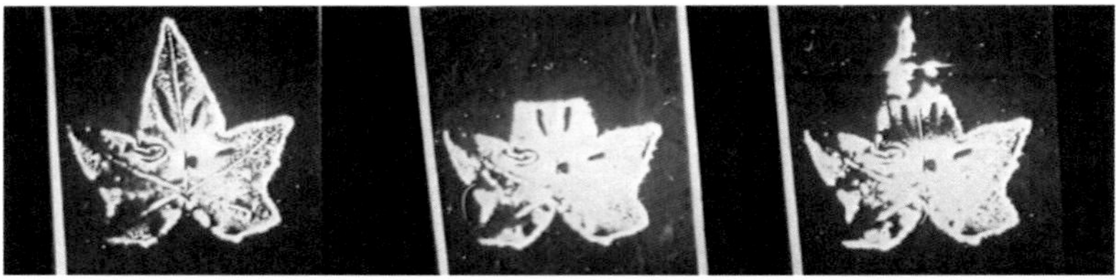

【圖片 1】克里安儀拍攝剪走葉片肉身的能量圖

【圖片 1 出處】AuraImaging.（2007）.KirlianPhotographyExplanation. Retrievefrom https://youtu.be/qDOilBLoN3U

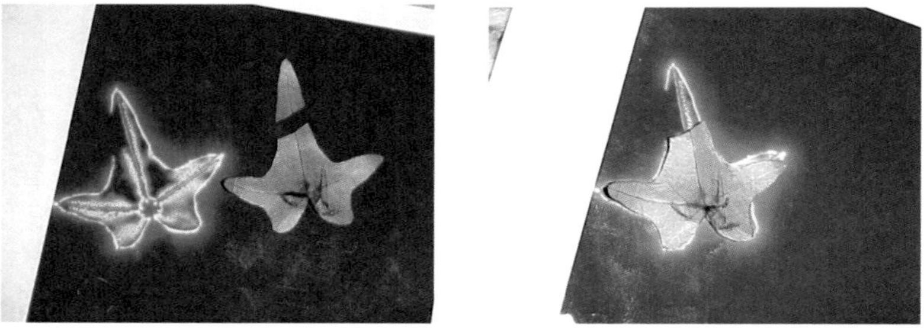

【圖片 2】克里安儀拍攝剪走葉片一角的能量體能量圖

【圖片 2 出處】AuraImaging.（2007）.KirlianPhotographyExplanation. Retrievefrom https://youtu.be/qDOilBLoN3U

當研究人員用剪刀（有形物質）來切除葉片尖角的一部分（有形物質），肉眼能觀察到它的葉片被剪走一小部分，但若用克里安儀來觀察同一片葉子的話，便會發現它的能量體還完好無缺。

由此可見，當一片葉子被剪，雖然它的肉身已受破壞，但它的能量還能保持短暫完好，說明肉身和能量體對同一物理刺激會有不同表現。雖然如此，但剪刀對葉片所造成的「痛苦」也會隨之在能量體上反映出來，反之亦然。

另外，肉身也有它的能量，但肉身的能量跟能量體的能量是屬於兩種不同層面的能量。我們就曾經做過有關實驗，證實上述假設。

以下實驗是測試喝黑咖啡對人體肉身的能量和能量體的能量有否相同影響，實驗同樣運用克里安儀來顯示兩者能量變化。首先，用克里安儀量度同學的肉身能量與能量體能量的數值，繼而請實驗者喝一杯黑咖啡，再分別量度兩者的能量數值。

實驗結果發現：黑咖啡會降低能量體能量（圖表三），但同時會提升平均肉身能量（圖表四）。我們可以觀察到同學的肉身能量與能量體能量對黑咖啡產生完全不同的反應，證實假設：肉身能量與能量體能量分別屬於兩種不同層面的能量。

由此推測，肉身能量是從粒線體進行有氧呼吸作用時的三羧酸循環而來；而能量體的能量則有可能是從脈輪而來，又或者是從吸收外在能量而來。雖然暫時沒有證據能證實以上推斷，但我相信這兩種能量會在特定情況下互相影響。當葉子的肉身能量消失之後，它的能量體能量還會存在一段時間，這很也可能會發生在任何有機生命體之上，包括人體。

在Nexte靈氣療法一級課程裡被問到這個問題是個有趣提示。假如進一步延伸同學的疑問，那應該是：靈氣能量對這兩種能量體有療癒效果嗎？答案是兩者都有。

當再深入了解，就先要知道Nexte靈氣是如何療癒肉身，再學習它如何療癒能量體。因為坊間關於肉身層面的健康知識已經非常普及，知識也十分完整，關於能量體的知識卻只在起步階段，非常零碎，剛剛才受到能量醫學界的注意。現在很多關於能量的概念還停留在場的局限之中，認為能量必須靠場的存在才能自由移動與散播，而事實則不然。

這或者是「用兩手一擺，靈氣就會自己流到該流的地方」誤解的由來吧。然而Nexte靈氣的能量傳遞機制卻有著不同方式。縱使我們也認為能量是需要在場之中才能移動，但這漫無目的的自由移動，以及場的存在並非讓能量移動的唯一條件，提供了諸多解釋。

Nexte靈氣能量在場裡能被精神念力控制它的流動方向，而非靠單純的想像力引導。假如用想像力來控制能量流動，它的流動範圍亦無法離開腦子太遠，而精神念力所引導的能量則可無限跨越時空。

換句話說，精神念力的強度與能量的流動範圍成正比，強度愈大，能跨越的時空就愈多。這是Nexte靈氣療法能夠進行遠距治療的精髓所在。

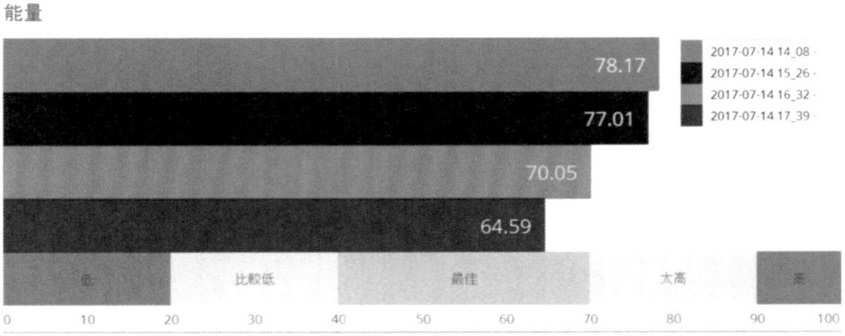

【圖表 3 說明】蘇菲亞國際身心靈研究所在 2017 年進行的《喝咖啡的能量體變化》實驗，顯示用克里安儀測量參加研究的同學喝下 200 毫升黑咖啡後四小時內的整體能量值變化：橘色是剛喝完咖啡，紫色是喝完 2 小時後，綠色是 3 小時後，紅色是 4 小時後。

【圖表 3 來源】蘇菲亞國際身心靈研究所

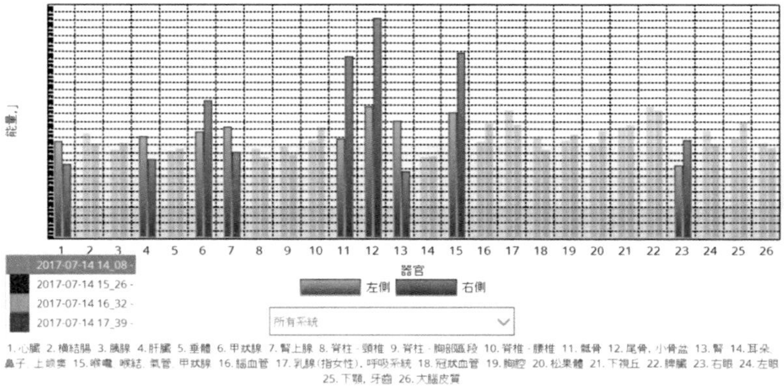

【圖表 4】同學喝下 200 毫升黑咖啡前各個內臟的平均能量值

【圖表 4 說明】同學喝下 200 毫升黑咖啡前各個內臟的平均能量值若維持在中位水平。

【圖表 4 出處】蘇菲亞國際身心靈研究所

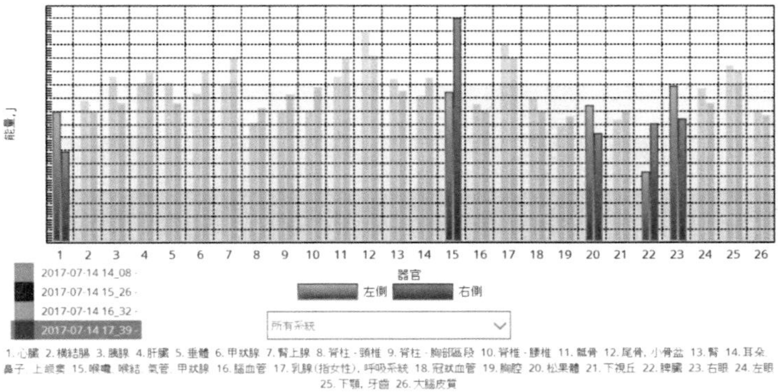

【圖表 5】同學喝下 200 毫升黑咖啡後各個內臟的平均能量值

【圖表 5 說明】同學喝下 200 毫升黑咖啡 4 小時後，各個內臟的平均能量值已超出中位水平，可見咖啡能導致肉身內臟能量增加。

【圖表 5 出處】蘇菲亞國際身心靈研究所

14. 傳 Nexte 靈氣能量跟傳人體能量有何不同？

在療癒時需要從外界引入靈氣能量，就說明靈氣能量無法在人體產生，反映人體能量與靈氣能量根本不同。如果沒有這個局限的話，Nexte 靈癒師就不必引導靈氣能量來療癒了。為了清楚解釋以上概念，我會先說明靈氣能量與人體能量的區別，再解釋當靈氣能量進入人體後會產生什麼改變。

到這裡先推敲出兩者的特性。首先，人體不會產生靈氣能量，Nexte 靈氣治療師必須要從外界吸收。

這變相道出人體能量與靈氣能量是兩種截然不同的能量：前者一直存在於人體之中；後者需要引導而進，然後用特別技術來發揮它的療效。若然兩者沒有差異，我們就不需要從外界引導靈氣能量做療癒了。與此同時，靈氣能量之所以能夠融入有機體，發揮療效，我推斷是因為它能與人體能量相融。

再來，平常引導靈氣能量時會發現，每一次能夠引入體內的靈氣能量比存在於人體裡的人體能量少很多。當靈氣進入人體後，它迅速和人體能量融合，導致它本來的能量特性馬上消失。這說明當靈氣跟人體能量融合後，就會馬上被同化，改變它的原有特質。

由此進一步推論下去，Nexte 靈氣治療師在傳靈氣時，若然不把這兩種能量分隔，靈氣能量便會隨即與他體內的人體能量相融，傳出去的也不是純正的靈氣能量，而是人體能量。假如人體能量有療效，那麼 Nexte 靈氣治療師還要引靈氣做療癒嗎？答案呼之欲出。

怎樣才知道自己傳出去的是靈氣能量還是人體能量呢？我通常會建議同學用實驗來驗證上述問題，其中一個方法就是「**種綠豆**」。

學校歷屆同學曾多次進行這個實驗，並發現在相同養育環境下，用學校教導的能量引導技術種出來的綠豆比用人體能量種的長得更快、更大，分別明顯。

若他們只靠兩手一擺，用想像出來的靈氣能量種綠豆，它就跟對照組綠豆沒有分別。這兩個實驗結果顯示出兩種能量性質的分別，還證明只用兩手一擺並不能傳出靈氣能量。

除了種綠豆以外，我們也會使用克里安儀氣體放電顯像術（Gas Discharge Visualization，簡稱：GDV）來對比靈氣能量與其他能量的性質差異。除此以外，這部儀器還能分析治療效果，比較同學的靈氣傳導技術等等，為交叉測試之一部分。

基於多次實驗，我們發現相比於靈氣能量，人體能量的含量往往比較大，但品質卻不如靈氣純淨。所以學校一直強調能量的濃度和品質會直接影響療癒效果。這類實驗還能清晰反映同學的技術水平，讓他們從具體的數據中找到改善空間，建立學習信心，打好基礎。

以上都是 Nexte 靈氣療法一級學生都要理解的重要問題。若不了解上述概念，光靠感覺來做靈氣療癒的話，就先問問自己敢不敢矇起眼睛靠直覺過馬路呢？不敢的原因是因為直覺在生死關頭就不靈光嗎？

換個角度，你會希望自己看醫生時，主治醫師靠感覺或直覺給你看病開藥嗎？我相信答案是否定的。那麼為何有些人還容許自己去運用直覺來療癒他人，隨意增添患者的風險呢？

將心比心，對靈氣能量醫學有興趣的話就應該深入思索，用不同角度去徹底了解靈氣療癒是什麼一回事。就算在學習時不能深入了解它，但也要有心理準備多花時間慢慢學習，努力掌握它背後的知識與技術，為自己和個案盡一分責任，減一分風險。

15. 靈氣能量的來源跟氣功是一樣的嗎？

是的。一般人喜歡把靈氣能量當成宇宙能量來講，但宇宙能量一進入地球的大氣層就不該是宇宙能量了。再者，在大氣層內的能量只要經過一些特殊的步驟，便會跟人體能量發生特殊的交互作用，繼而產生不同功能，例如：氣功能量和靈氣能量。在目前為止由於還沒有科學方法能偵測氣功能量的頻率，導致我們難以量化氣功成效，無法管理其能量品質，不利研究。

大多數氣功門派都是用人體做「煉爐」，從大氣引來能量，進入人體，氣功師便通過固定步驟，利用這個大「煉爐」來把大氣能量治煉壓縮成特別濃縮的能量。因此，氣功能量品質因人而異，時時不同，難以穩定，以致無法用科學方法來量化氣功能量的成效。

而 Nexte 靈氣治療師則是從頂輪篩檢外來能量，只把特定頻率範圍內的能量吸進人體，然後盡量把它與人體能量分隔，保持有機能量的純淨度，最後從掌心輸出，療癒他人。如果我們只把靈氣能量用於自療(註五)（自我療癒的簡稱），用頂輪引入靈氣能量，進入人體，與人體能量互相融合，就能馬上發揮療癒效能。

總括而言，氣功能量與靈氣能量的源頭應該都是從大氣而來，這就像水源一樣，只是經過不同步驟處理，導致水質差異，適合不同用途。

註五、「自療」是自我療癒的縮寫，通常會瀉掉不需要的能量，清理阻塞或腫脹能量，補充不足的能量等等多種技術來達到自我療癒的效果。

16. Nexte 靈氣療法是宗教嗎？

宗教是一種群眾文化，是根據某些由群眾所推崇的共同價值而建立的信仰。當這個信仰牽涉政治時，我們便稱之為政黨；牽涉鬼神時，我們便稱之為宗教。靈氣療法原本既不涉及政治，又不涉及鬼神，也不需要信徒去遵守任何宗教信念和規範，所以它不是宗教。

在臼井先生創辦靈氣初期，課程內容都沒有鮮明的宗教色彩，現在反而有部分新時代靈氣派別為了突顯哲學理念，才加入鮮明的個人宗教色彩。所以我建議學生最好事先了解課程內容與教學方針，查證相關課程有否包括宗教政治理念才去學習，保障自己。靈氣課程從來沒有專利和規範，內容變化多端，各有演譯，各派都有自己專注的重點，先了解了再加入學習為重。

某些靈氣導師的確會把靈氣看成是宗教神蹟，加入許多個人信仰色彩，偏離原有的課程內容。假如臼井先生仍然在世，相信他也會始料未及。因為即使他也有宗教信仰，也沒有把個人信仰帶進靈氣教育之中。

當看見有人把靈氣當成是靈力，點化金錢為人招財，幫人改運，又或者用靈氣的名義來算前生今世等等行為，我們便要提高警覺，明白這也許是江湖術士的操作手法，必須小心提防。這也可能是導致能量療法淪為社會次文化的主因。

17. 靈氣無處不在，但它能有意識地自動流到該流的地方嗎？

靈氣的確無所不在，但這跟它能否自動流到該流的地方去是兩回事。以下兩句話在靈氣非常流行：「靈氣是宇宙能量，來自能量的源頭。」又或者是「只要我們用兩手一擺，靈氣就會自動流到它該流的地方去。」在前文已解釋過靈氣是否宇宙能量，我在這裡便專注解答靈氣能否自動流到該流的地方。

靈氣應該流到什麼地方去，什麼地方才會讓靈氣覺得是自己該去的地方，這些問題其實值得深究。舉個例子，假設個案有糖尿病或患有「三高」，請靈氣治療師做療癒時，那麼當靈氣治療師兩手一擺，靈氣會流到哪裡去呢？這是個尋常案例，很容易便突顯了問題所在。因為靈氣能量沒有意識，不會診症，更不會自動跑到病患之處，為什麼硬要把靈氣能量擬人化或神化呢？

靈氣能量就如太陽能一樣，是環境裡眾多能量之一，以不同形式存在。有人會說太陽能會自動流到該流的地方去嗎？大概不會。那麼為何靈氣能量會呢？可能是因為人們不熟悉靈氣能量的本質，聽聞說它功效強大，再加上臼井先生的種種神奇事跡，所以才出現如古代太陽教徒膜拜和神化太陽的現象。隨著現代科學知識普及，假如我們能以平常心來看待太陽能的話，想盡辦法加以善用，它的確能改善人類的生活品質。

如果我們仍然對靈氣一知半解，相信它具有意識與智慧，並且可以自動遊走身體各處，治癒病人的話，便可見我們對靈氣的理解就像霧裡看花，不清不楚。因此，我們需要好好認清它的本質，才能以平常心看待。

有人曾經理直氣壯地問過我說：「那些藥物、水分和氧氣都不是可以自己流到該流的地方去發揮作用嗎？為何只有靈氣無法自主流動呢？」呵呵！這個問題聽起來太猛了吧？但它其實有不少迷思在其中。

首先，那些藥物和水分並不是靠自己流到該流的地方去。它們是先被吃進消化系統，再由消化系統消化吸收，然後進入血液循環系統，經血液流動全身。與此同時，不管是藥物、水分還是氧氣，它們會隨機在身體的任何一個地方發揮作用，毫無針對性，所以它們是絕對沒有意識，更沒有能力去選擇自己要去那器官。

靈氣能量的性質其實跟藥物、水分甚至陽光都不一樣。靈氣能量可以穿越實體，憑藉生物能量場作為載具，傳播共振，催化各種生化作用，影響電位壓的電磁波力。它不像藥物、水分和氧氣一般的物質受質，不會在體內跟其他化學物質產生生化作用，而且靈氣只在達到一定濃度時，經靈氣治療師傳入人體，才會跟人體能量融合，發揮療效。

一般存在於空氣中的靈氣實在太過稀薄，既無法穿越人體，也不會產生任何影響。看到這裡就明白為何兩手一擺並不會讓靈氣自動流到該流的地方，連進入身體也不會，頂多是流經人體周圍罷了。

18. 靈氣能量醫學是量子醫學嗎？

量子醫學是建立在量子物理學（Quantum Physics）、量子力學（Quantum Mechanics）和量子生物學（Quantum Biology）等領域基礎上，目前主要是以檢測為主。在量子力學的角度看，當組織細胞發生變化時，構成原子的電子運動會首先產生異常，然而順勢療法則聲稱是可以運用物質的微粒子波來與患處產生共振，修復失衡之處。

從宏觀細胞醫學發展成微觀的微粒子醫學，量子醫學僅是一個含糊的統稱，並非所有未知之事都可以用量子態（意指量子系統的狀態）來一言以蔽之。

再者，目前美國食物及藥物管理局（Food and Drug Administration）仍然限制量子醫學的應用。除此之外，量子醫學也無法跟西醫劃上等號，兩者的專長尤其不同。

再者，量子醫學的發展還沒有到可以治療疾病的階段，大多數量子醫學儀器目前也只能用於檢測體質。

我們就用檢測高血壓來做例子，看看西醫與量子醫學的檢測手法有何分別。西醫會測量血壓變動，診斷病人有否患上高血壓；而量子醫學則能測試個案有否患上血壓失調的能量變異，兩者的切入點有明顯差異。

這又跟中醫的陰、陽、寒、熱等體質說法不同，治療方法亦有區別。量子醫學仍在研發階段，若現在就把兩者混為一談，恐怕會有混淆視聽、魚目混珠之嫌。所以我們不應該誤用「量子醫學」四字來解釋靈氣能量醫學的原理，以免譁眾取寵，誤導眾生。

有人會認為用於醫療的生物能量學（Bioenergetics）也可以稱為能量醫學，但這是屬於生物有機化學，與能量醫學是兩回事，前者專門研究活體裡的能量進出與轉化過程；後者則是透過調節生物體內的能量變化來達到治療效果，含義截然不同。

雖然有部分人會把靈氣當成是宇宙能量，或者會形容它為量子醫學，但這些說法在靈氣治療師之間仍有很大爭議。根據靈氣療法和 Nexte 能量醫學的角度，靈氣是一種很接地的能量療法，實在毋須誇大其辭。

若硬是要把靈氣跟量子醫學和宇宙能量扯上關係的話，那就像網絡的「甄嬛體」笑話一樣（意思是指刻意模仿電視劇《甄嬛傳》主角甄嬛修辭過度的說話方式），連買一塊煎餅也要陳腔濫調。雖然這則笑話旨在逗人一笑，但它不禁叫我反思：既然說話可以言簡意賅，那麼形容靈氣的用字又何必這麼浮誇呢？

靈氣的特色在於它能實在地療癒身心健康，而靈氣能量就像空氣一樣無所不在，縱使它也有可能從宇宙而來，但進了大氣層之後也一如其他能量般自然，絕不稀罕，毋須運用牽強附會的字眼來誇大靈氣，避免誤導他人。用平常心來認識靈氣，才能以平常心來應用靈氣，否則便會落得如美籍醫師爾本・艾布蘭（Dr. Albert Abrams）一樣的下場。

美籍醫師爾本・艾布蘭（一八六四至一九二四年）提出頻率治病論，他了設計一種名為驗血盒（The Dynomizer）的能量頻率測量儀器，並聲稱只要把血液滴在濾紙之上，儀器便可以根據濾紙上的血液樣本診斷出過百種疾病。

但後來美國醫學協會（American Medical Association）的成員就驗血盒的實際成效進行實驗，把公雞的血滴在濾紙之上，驗血結果竟診斷出瘧疾、糖尿病、癌症和梅毒等病症，實情血液樣本跟人體的狀況完全無關，揭發驗血盒其實是個騙局。

除此之外，爾本・艾布蘭還聲稱自己已發明出兩種可以「攻擊」特定疾病的儀器—振盪器（Oscilloclast）和電波器（Radioclast）。爾本・艾布蘭前後總共發明了十三種設備，他通過出租這些設備致富，成為百萬富翁。

但自從他被揭發行騙後三、四年，艾布蘭便在打官司時突然逝世，他的理論至今仍然受到不少支持者追隨，其中最具代表性的言論包括：「我認為傳統的細胞理論應該淘汰，因為構成肉體的終極單位是電子而不是細胞。帶電的電荷是物質宇宙最基本的東西。」

另外，他還聲稱自己發現每一種疾病都有它的特定頻率，認為用於治療該種疾病的藥物也應該有相對的頻率。他相信只要把疾病的頻率平衡過來就能治癒疾病。

事隔多年，他的理論雖然前衛，但至今仍未獲得證實，甚至許多由他發明的儀器已被後世稱為「偽醫學儀器」。

另一位國際知名的能量醫學博士姜堪政先生的事跡也值得參考。在一九五五年，原籍中國的姜堪政博士受控制論啟發，展開一系列有關生物電磁場的研究，並參考了能量場、能量資訊、量子論、相對論、資訊理論等等理論，提出有機體生物電磁場假說，寫成了《場導論》。

一九六一年，姜堪政博士把鴨蛋的能量導入雞蛋，嘗試用鴨蛋裡的生物能量訊息影響雞蛋裡的胚胎，經過二十一日後，那隻雞蛋竟然能孵化出一隻長有鴨嘴和鴨蹼的小雞。

可惜從此之後，姜堪政博士便飽受屈辱和批鬥，他嘗試由中國逃到蘇聯不果，被人關進牢獄之中過了四年。在這四年之間，姜堪政博士的母親過世，與妻子離婚，他飽受打擊。

到了一九七一年，姜堪政博士得以獲釋，其後再次投奔蘇聯，但當他剛抵達蘇聯邊境後又被關進勞改集中營過了兩年。在集中營內，他曾致信多個蘇聯科研組織，請求當地科研團體向他提供研究資源。

到了最後，姜堪政博士獲莫斯科腫瘤科學研究所錄用，並訂「藉助生物場與癌瘤進行鬥爭」為研究題目，再次開展研究生涯。姜堪政博士的《場導論》和「小雞變小鴨實驗」震驚蘇聯政府，但他卻處處受到打壓，先是被人盜竊，再遭縱火，繼而「場導機」（用來傳導生物能量訊息的實驗儀器）被人惡意破壞，導致其研究不獲承認而被逼中斷……經過連串打擊，他只好以針灸謀生，並在家中進行祕密實驗。他一直等到有機會再重返中國時，便用「姜氏艙」為自己和父親進行能量療癒，讓兩人的生理機能逆齡十多歲，效果驚人。

鑑於姜堪政博士締造了一連串醫學奇跡，蘇聯和中國向他招手，主動提供國籍，招攬姜堪政博士為用。最終姜堪政博士還是選擇投向蘇聯政府，蘇聯政府隨之賦予他多項專利權，包括：生物場育種專利、生物場逆齡專利、生物場調節免疫專利、生物場治療應用專利和生物微波通信的發現權專利。姜堪政博士因此名留量子醫學史。

縱使姜堪政博士等人的研究早已證實生物能量療法的可行性，但目前美國國家衛生總署、美國食物及藥物管理局和大多數國家都不承認量子醫學為正規醫學療法，箇中原因可能是因為它有別於傳統中西醫診療概念。

以診斷方法為例，傳統中西醫會先觀察病人的主要症狀，再運用各種物理或化學方法進行檢查，推斷病因；而量子醫學則聲稱能夠在病人病發前就能通過量子儀器（運用量子物理和量子數學等分析工具）偵測有機體內的微分子頻振狀態，從而推斷個案患上某種疾病的可能性，及早預防有關病症。

到目前為止，Nexte 靈氣能量醫學沿用中醫望聞問切方式輔助診斷，而不完全依賴徒手掃描技術，但其治療原理卻與量子醫學理論裡的微分子共振、量子纏繞與遠距療癒和量子意識等等概念稍為接近。然而這些相近之處並不足以把靈氣與量子醫學劃上等號，也不足以解釋靈氣的運作機制，箇中奧妙仍有待開發挖掘。

就算現代科學昌明，科學儀器仍無法準確探測靈氣能量，也沒有人能夠詳細解釋靈氣能量的運作原理，這就像千年來的氣功療法一樣，正因為療癒方式非常抽象，結果到現在也無法運用統一的標準來評估氣功療效。在某些西方醫療機構裡，靈氣只是輔助療法，多被應用於術後療癒，幫助病人減壓。

靈氣療法只是諸多能量療法的其中一種，原理類似於生物電磁波場的概念，通過精神念力引導靈氣能量流動，繼而調節有機體內的生物信息場，影響細胞活動和生化作用。經過十多年來的研究顯示，發現靈氣可以促進細胞代謝、增長，影響細胞之間的電離子運作，甚至改變脫氧核糖核酸（簡稱：DNA）螺旋結構的緊密程度，但箇中原理仍是個未知之謎，叫學界至今仍對靈氣療法抱持觀望態度。

說到這裡，我們該用什麼方法去驗證以上種種說法呢？我們花了七至八年再三實驗才歸納出上述說法。通過使用由蘇聯研發的克里安儀反覆測試，一步一步調整技術，才有以上發現。

除此之外，我們還掌握了遠距療癒技術的奧妙，目前仍在嘗試引導和整合不同頻率的能量，繼而仔細探討不同頻率能量的性質和特定用途。

總括而言，我能理解一般人會把靈氣療法跟量子醫學畫上等號的原因，可是在找到更多證據之前，我並不主張草率地把兩者混為一談，免得混淆視聽。

19. 靈氣療法是神祕學嗎？

靈氣療法雖然有個「靈」字，但不代表它屬於神祕學範籌裡的「靈」。坊間有少數人會把靈氣療法神化，也有人會把靈氣當作巫術儀式，讓本來只是應用於療癒身心健康的靈氣被添上一層怪力亂神的迷信色彩。

社會大眾對靈氣的印象無疑會受到各派的說法影響，有人把靈氣描繪成巫術儀式，誇大靈氣功效，聲稱可藉由靈氣求財得財，滿足不同慾望，又有人用靈氣療法之名做催眠術安慰客人。久而久之，靈氣便淪為怪力亂神的新時代產物，有違療癒身心健康的原意。

自靈氣療法出現至今，靈氣課程沒有版權保障，人人都有權修改臼井靈氣的教學內容，導致它已在世界各地發展成數百種不同門派，種類之多，便不在這裡多加詳述，而原始的靈氣療法更因為其他原因而快速失傳。

在林忠次郎先生仍活躍於教學時，他的學生大概需花上一年時間才能修畢一個靈氣階級。這種教學模式卻演變成速成課程，學生只需花兩日或十數小時便完成一級訓練，有少數導師更主張把課程縮減至六小時一級，因此課程時數隨著不同導師對於靈氣課程的自我詮釋而愈縮愈短。

當年身為醫官林忠次郎先生的靈氣療法本來以臨床身心療癒為主，運用靈氣能量療癒各種病痛，再配合傳統西醫知識與診療技術輔助，提升整體療效。由此可見，靈氣療法原本旨在療癒身心疾病，跟各種宗教法門和巫術無關，而是可控制的靈通力與醫學的結合應用。有鑑於此，Nexte 能量醫學在研究靈氣時，便會著重研究它最原始的面目，主力放在療癒身心健康。

為了確保課程內容不偏離初衷，Nexte 能量醫學課程基本上參考了臼井先生和林忠次郎先生的訓練模式設計，另外還會傳授經過本學校多年驗證而研究出來的療癒技術，務求學生能實事求是地進行臨床身心療癒。

美國國家衛生總署認證的替代療法單位已研究靈氣多年，當地亦有不少西醫採用靈氣輔助療法。為了探究靈氣到底能否與西醫跨領域合作，我曾在十多年前主動聯絡相關醫療機構，他們表示若要進行跨領域合作，參與治療的人最少要有十年或以上任職全職靈氣治療師的經驗，還經過篩選，再接受為期七至十天的訓練，方可為病人提供療癒服務。

再者，靈氣治療師和西醫合作時，不可運用任何奇形怪狀的法器，也不能唱誦咒語，更不能召請天使靈魂體，在整個療癒過程裡只能運用徒手傳出靈氣能量來療癒病人。因此，本學校對學生也有相同期望。

現今靈氣門派百花齊放，有不少靈氣課程的內容被改得面目全非，我雖贊成靈氣該向多樣化發展，但不認同一個派別擅自為其他派別代言。所以靈氣療法是神祕學嗎？不一定。這取決於你所參加的門派有否把神祕學知識融入其中。Nexte 能量醫學是神祕學嗎？也不是。

雖然 Nexte 能量醫學課程有運用超心理學技術，但骨子裡還是專注療癒身心健康，不涉鬼神，不用幻術，不幫求財改運，不用宗教神話，更不會提及任何巫術法門。總之，靈氣在百年前的前面三代掌門時代，既不是哲學，又不是靈學，不演心理劇，也不是宗教，而是一種純粹療癒身心健康的能量療法，定位非常清晰。

20. 科學能解釋靈氣療法的原理嗎？

關於靈氣療法的科學原理主要由以下關鍵概念組成：**生物電磁場、徒手療癒和能夠促進身體自然療癒的極低頻率範圍**。這裡先說什麼是生物電磁場。

根據「安培定律」，當電流流經導體時，無論那個導體是導電線還是活組織，它的周圍都會產生磁場。當電流流經身體周圍時，便會產生磁場，這也就是所謂的人體生物電磁場。現代生物電磁學主要研究電磁場對生命系統的影響。

自量子物理學被提出以來，它主要用超導量子干涉儀（Superconducting

Quantum Interference Devices，簡稱：SQUID）測量生物電磁場。過往有不少研究都有運用超導量子干涉儀來量度磁場頻率，從而推斷出不同頻率範圍對人體療癒有何影響。

在一九八〇年代初，美國科羅拉多大學醫學校研究人員珍妮・奎因博士（Dr. JanetF.Quinn）發現徒手能量治療師雙手手掌會散發出介乎於零點五至三十赫茲的能量。

另外，同一家大學的研究人員約翰・齊默爾曼博士（Dr. John Zimmerman）也運用超導量子干涉儀展開了一系列關於徒手療癒的研究。他發現徒手能量治療師的手會散發出強大而極低頻的生物電磁場，而且頻率並不穩定，介乎於零點三至三十赫茲之間，其中最常發出的能量頻率則介乎七至八赫茲。除此以外，他還相信以上頻率有助促進身體自然療癒。

換句話說，每當能量治療師從手中傳出能量，其產生的脈衝磁場能刺激人體組織自動修復，而這個可刺激組織自動修復的頻率範圍又稱為極低頻率範圍

（Extremely Low Frequency）。

另外，每當能量治療師的腦波降到極低頻率範圍內，便會與地球的自然極低頻電磁脈衝頻譜同步，這個現像稱為「舒曼共振」。

德國物理學家溫弗里德・舒曼（Dr. Winfried Otto Schumann）指「舒曼共振」的頻率約為七點八三赫茲。而醫師安克爾・穆勒（Dr. Anker Mueller）又指出「舒曼共振」的頻率與人類腦波頻率α波非常接近。因此，我們可以推斷出α波又是療癒腦波，與徒手能量治療師雙手所散發出的能量頻率相同，能促進人體療癒。

在一九七九年，美國食品及藥物管理局發現不同電磁場頻率竟能刺激人體內多個不同部位生長。當年他們還引入了一批脈衝電磁場治療裝置，專門用來促進骨骼重新生長，但也可以通過調節至不同頻率，促進其他組織癒合，例如：兩赫茲頻率能刺激神經再生；七赫茲可刺激骨骼增長，減少皮膚壞死，促進毛細血管生長；十五至二十赫茲則可加速纖維細胞分裂；二十五赫茲可加強神經再生的協同效應。

除此之外，美國加州心數學校（HeartMath Institute）的研究人員羅林・麥卡提博士（Dr. Rollin McCraty）提出心臟不單止負責泵血，它還是個電磁場生成器，產生的電磁場比大腦的還要強烈大約一百倍。這又有什麼含意呢？麥卡提博士指心臟所發出的電磁場頻率會跟人類的意念和情感互相影響。

當人在感受到同情、愛和欣賞等情感時，他的心臟便會因應這些念頭而產生相應的頻率，若是這些頻率得以持續和強化，便有機會令體內的水分子和去氧核糖核酸結構產生變化。她相信只要治療師在療癒時能產生類似關懷和愛等情感，繼而讓心臟持續發出強大的頻率振動，加快身體組織自我修復的速度。

縱使如此，至今還未有研究或證據能清晰指出靈氣能量的物理性質，也無法指出不同頻率是如何影響細胞活動的機制。雖然以上理論仍被受爭議，但它們至少能概括說明能量治療師雙手是如何促進身體療癒。

根據這些發現，在安靜的環境裡進行淺層冥想，把腦波轉換成低頻腦波狀態有利療癒。本學校會要求學生修讀專業冥想課程，訓練學生迅速進入淺層冥想狀態，藉此在療癒時把腦波迅速調整至最適合療癒的頻率，同時讓腦電波與地球電磁頻譜產生諧振，促進有機體回復平衡。

那麼科學又怎樣解釋靈氣符號背後的運作原理呢？根據能量醫學學者占士・奧曼博士（Dr. James Oschman）的說法，任何符號或物體的圖像都會以光線的形式投射至眼睛的視網膜上，然後通過視神經傳送到大腦枕葉（大腦負責處理視覺的部分）。

當視網膜上的圖像光線被轉化成視網膜神經訊號時，便會刺激其他大腦神經，使得相關訊號擴散至大腦的其他區域。而靈氣符號也很有可能會通過視覺神經來讓大腦產生可被測量的強大電場和磁場，影響全身生理活動，意思是說靈氣符號也很可能會導致可測量的電場和磁場，影響全身生理活動。當然而上說法只是簡單推測，有待研究。

總括而言，靈氣療法很可能是借助靈氣治療師調節心、腦電磁場至極低頻率，再用雙手傳播至身體患處，促進體內組織恢復平衡，原理並不簡單，不是單靠兩手一擺就可進行的輕鬆工作。需要特別注意的是，有再多科研支持與證明靈療的真，也不代表就可以速成得到這些靈療能力。

21. 靈氣能量可以補充身體能量嗎？

雖然它們都是能量，但也不代表這兩種能量的性質相同，也不代表它們能夠互相替代。雖然靈氣能量與人體能量能夠相融，但兩者存在著以下差異：

(1) 靈氣能量是外來能量；人體能量是由體內一連串生化作用而產生出來的生物能量。

(2) 靈氣能量的頻率範圍小；人體能量的頻率範圍大。

(3) 靈氣能量可被意念引導，提高濃度，並在特定組織上產生共振；但人體能量只能被動地運作，也可被動地受著靈氣能量頻率影響。

(4) 一般人的人體能量流量比靈氣能量大很多，而且它的能量性質比靈氣能量多元化。

(5) 靈氣治療師能引導的靈氣能量相對少（按每個呼吸計算），能量頻率有限，本意不是用來補充人體能量。在非常必要時，聚集多位靈氣治療師還是可以傳送能量給療癒對象，間接補充部份的人體能量，而人體能量則無法當成是靈氣能量當療癒目的使用。

我曾遇到有些同學因各種原因導致他們的人體能量大量流失，當時在場約六位同學們集體成功以靈氣能量補充他們部份的人體能量，靈氣同時可以促進人體產能作用同步提升人體能量，經克里安儀驗證成效，叫在場的人嘖嘖稱奇。

有些同學認為這個場面很像金庸武俠小說情節，用內功傳送能量給身體虛弱的人，恢復體力。雖然如此，但這並不是靈氣能量的最佳用途。因為冥想、進食和深層睡眠等等都能補充人體能量，那為什麼還要用上靈氣呢？

靈氣雖然用之不竭，但也取之不易，每次（按每個呼吸計算）能引進體內的靈氣能量相對少，並不足以快速補充人體能量。我們要思考這到底是否為一個實際又務實的方法呢？雖然這個解釋可能已經有違部分人對靈氣療法的理解，但事實的確如此。

也許有人還會相信自己也能像臼井先生一樣，靠兩手一擺，能量就會自動流到該流的地方去。臼井先生的能力早已失傳，如不用意念引導的話，實驗證明靈氣能量並無法自動流經身體，更不會自動傳出手掌去治病。

前文曾列出人體能量與靈氣能量的差異，可見靈氣雖然可以補充人體能量，但並不是最有效的方法。靈氣治療和補充人體能量是兩種截然不同的概念。

22. 靈氣療法屬於量子療癒嗎？

呵！這個問題要小心回答。有部分人習慣說話含糊其辭，以為用想像力做的靈氣療癒就是量子療法，這就有刻意誤導大眾之嫌了。想像力歸想像力，量子力學歸量子力學，兩者幾乎毫無關連。若硬要把想像力、靈氣和量子力學三個概念混為一談，穿鑿附會，對科研人員來說這些言論實在是荒謬無比。

雖然前文有提到徒手療癒的科學解釋，而我則認為靈氣療癒與量子力學的重疊之處在於精神念力。精神念力能引導靈氣能量穿越場中的時空，又能把能量傳送到遠距目標身上。假如單靠想像力去控制能量的話，那也只會是平常大腦電波，跟那些天馬行空的想法無異，不能引導靈氣能量。

這些年來本學校曾進行多次實驗，發現靈氣治療師並不能單靠想像力把能量傳入水中，反而運用精神念力就可以有很高的成功率，證明了想像力並不能引導靈氣能量。由此可見，想像力的腦電波並不等於量子能量。若真如此，科學家便不用耗費百年時間來研究量子力學。

這裡並不是否定想像力的價值。雖然許多名人會說：「我們當初若不大膽想像，現在就沒有眼前的一切。」其實這句話並不完整，因為忽略了讓想法變成現實的條件，更正確的說法應該是：**經過大膽想像，再付諸行動，我們才能擁有眼前的這一切。**

因為光想不做就是空想。

若把靈氣療癒與量子療癒混為一談，顯然是對兩個概念只有一知半解。情況就像電子商店發展初期，商人為追上潮流，便去請人修改幾個「超文字標示語言」碼（簡稱：HTML），在網頁刊登載匯款資料，就以為自己加入了電子商務行列，想法兒戲，忽略了構成電子商務的三大關鍵元素——線上電子現金流、安全交易系統和網絡安全系統。

這些耗費二、三十年發展的網站後台技術雖然不為顧客所見，但卻是保障安全線上交易的重要技術，缺乏上述技術的網站基本上就是個產品目錄，而不是真正的電子商店。

量子療癒概念興起不久，許多學說、假設和猜想仍在實驗階段，有不少問題就連頂尖量子物理學家都無法確切回答。所以若對量子療癒了解不多，就盡量不要忙著跟量子物理學家搶戴冠冕，說量子糾纏又講不出如何糾纏，說共振平衡又講不出怎樣共振平衡，這很容易予人誇大其辭之感，有違專業形象。

一九四四年，量子理論之父馬克斯．普朗克（Max Planck）震驚世界，他說萬物都是純能量，我們也是，一切都只是「能源」。隱藏在梵蒂岡的一份手稿也顯示：「人類擁有超自然的力量。」量子理論提到Divine Matrix是一種電氣網絡，把整個宇宙的「量子網格」，跟人類大腦中的神經突觸做連結。

各地科學家和醫學人員到目前為止還需使用特別的儀器與方法，才能勉強證明量子糾纏理論，可見量子理論這絕非一般人靠想像力就能輕易代言學術問題。雖然量子療癒也許存在，但目前還未證實，所以並不適宜太早下定結論。

把靈氣說成是量子療癒更似是營銷手法，用這種大眾心理學來吸引客戶。這就像叫人看著時尚廣告模特兒來聯想自己美麗自信的樣子，又或者穿上米高．佐敦穿過的鞋款來感受自己也擁有米高．佐敦般的精湛球技，推動消費意慾。

假如要明白用科學方法來解釋靈氣是否為量子療法的難度在哪，就要先知道構成科學理論的三個基本元素：

A. 根據或假設。

B. 箇中原理、機制或者能夠重覆進行的驗證方法。

C. 可被驗證和量化的結果。

簡單把以上列成公式的話便是：A→B→C

我們試用以上三個元素，再用科學方法去解釋為何某些事情會讓人感到生氣，從而去讓大家明白科學理論的基本結構。例子如下：

A. 導致人生氣的事件發生（假設）。

B. 大腦激烈反應（箇中機制）。

C. 感到生氣（結果）。

以上情況是指當某人遇上事件（A），他的大腦就會按照它的機制反應（B），產生結果：讓他生氣（C）。假如實驗是要查明大腦是如何讓人感到生氣的話，便可反覆觀察大腦裡的神經活動，從而再測試不同假設、機制和結果之間是否存在著必然的因果關係，如存在的話也意味著理論成立。若用相同的理論結構來查明靈氣能量如何發揮療效的話，情況如下：

A. 靈氣能量的存在（已知假設或根據）。

B. 能影響細胞活動（未知機制）。

C. 可被觀察的細胞組織反應（可觀察到的結果）。

上述情況也就是說：我們已經知道通過靈氣能量（A）能夠影響細胞組織反應（B），但卻不知道它是通過什麼原理去影響細胞活動（B）。

如前文所述，雖然有不少科學家都嘗試解釋靈氣療法的原理，但到目前還沒有科學家能夠解釋靈氣的物理性質，也無法完全的詳細說明它的運作機制，那麼一般人憑什麼相信靈氣療癒一定跟量子療法有關呢？

靈氣療法的機制就跟解釋順勢能量藥丸功效何來一樣困難。有人吃了某些順勢能量藥丸過後，他身上某些疾病的症狀確實得以緩解，可是到目前為止還沒有理論能仔細說明順勢療法藥丸的治療機制。世上有名的量子科學家都在忙著解答許多不解之迷，我們只能希望有朝一日能夠解開更多謎團，靜候相關答案的來臨。

Nexte Reiki 能量療法一〇〇問

第三部分：靈氣的學習

一般人能學習靈氣療法嗎？市面上有這麼多靈氣課程，怎樣選擇適合自己的課程呢？學習靈氣又有什麼需要注意的地方？這裡將會點出靈氣課程的共同特點，再幫你了解個人學習需要，從而找出最適合的學習方案。

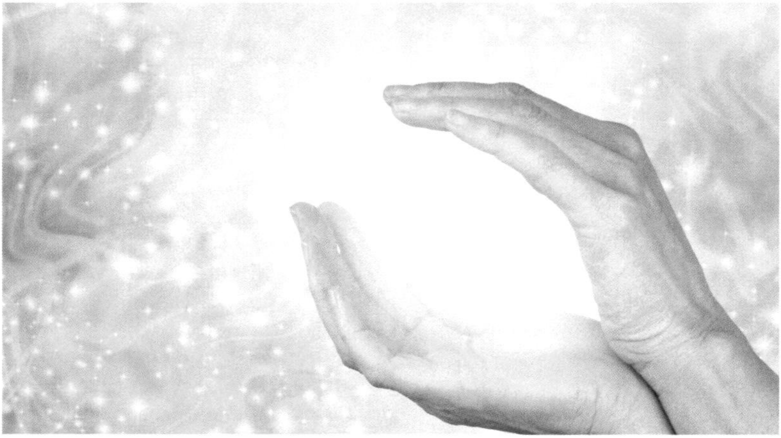

23. 靈氣派別為何有這麼多種？一般人該如何分辨真假？

打從臼井先生開始傳授靈氣以來，靈氣療法就沒有專利，也沒有明確的課程大綱，他的後面幾代傳人也沒有申請過任何專利。雖然這方便了靈氣療法的傳承，但也造就了今天數百種靈氣派系百家爭鳴的現象，叫人看得眼花瞭亂。

近代就有許多門派以「日式靈氣」、「直傳靈氣」或「正傳靈氣」自居，強調自己傳承自正宗臼井靈氣。實情是臼井靈氣沒有專利和標準課程大綱，後人也不能說誰真誰假。可是現代靈氣的確大大的有別於原始靈氣，坊間大部分靈氣課程只保留了傳統的點化儀式，靈氣歷史和《靈氣五戒》等三個最基本元素，忽略了靈通與醫療理論和臨床訓練，其餘內容還摻雜了導師的個人信念和其他搬字過紙而來的課程內容，很少靈氣導師像臼井先生和林忠次郎先生時代時認真評估學員的知識和技術水平，更沒有臼井先生和林忠次郎先生時代具體的身心疾病的療癒水準，而流於早年靈氣所沒有的心靈與哲學療癒。

除了三個共同元素，後人真的很難還原最初靈氣課程的教學內容。即便歷代導師都傾囊相授，後人也很難找出客觀標準來比較課程品質，但這也不代表後人可以漠視靈氣療法的本來面貌。

現代靈氣五花八門，被添上各種色彩。有些靈氣課程加入宗教人物故事當題材，也有些課程會替人求財祈福，聖化物件，濫發證照，交易頭銜，各取所需。

這些課程無法承先，但我還勉強可以用「創意十足」來形容它。各行各業都有良莠不齊的現象，靈氣療法也一樣，把靈氣、古文明或量子理論綑綁營銷，吸引客戶。有些人只學過速成靈氣便獲發證照一張，之後便本著立意良好，把自己當成心誠則靈的醫師、心理醫師和精神科醫師，不怕耽誤他人病情，以為在文宣寫上一行小小字「有病還是請就醫」就能輕鬆免責。

也許他們真的相信現代靈氣技術還可以治療百病。我親身聽過幾件有靈氣治療師耽誤他人病情，最後讓個案致死，事態嚴重。涉事的靈氣治療師卻說：「我也沒逼他來做療程，是他自己要來。我也是好意幫忙啊。」用一句話便把責任撇得乾乾淨淨。

由此可見，靈氣療法業界存在著兩個嚴重的職業操守問題：

(1) 靈氣治療師因本身知識不足，但為了保障個人名聲和利益而耽誤病情。

(2) 用似是而非又浮誇含糊的字眼來誤導群眾。

我感佩每個人都立意良好，但若明知故犯或漠視靈氣倫理，就是違反初心，嚴重者更會導致性命危險，不可不察。

至於初學者該如何選擇適合自己的課程呢？首先，要先篩選出有傳授臼井靈氣裡五個基本元素的課程，這包括正解「臼井靈氣」，進行有效的點化儀式，清晰講授靈氣的發展歷史和《靈氣五戒》，最後還要教育學生掌握運用靈氣能量來做有效療程。這只是選對簡介課程的第一步。

然後就是按照個人需要而選擇特色課程。課程的特色又是偏性所在。舉例而言，假如有一種名為「藥師佛靈氣」的門派，「藥師佛」就是它的特色，意味課程會把靈氣和佛教法門一併傳授。至於靈氣療法和其他概念該如何跨領域結合？這相信是一個連臼井先生本人都沒有預想過的問題，但至少我們知道「跨領域靈氣療法」並不是原始的靈氣療法，先莫論跨領域技術有何功用。

在挑選靈氣課程時，初學者就要有心理準備，面對期望與現實之間的差異。所以在選擇這種主題性靈氣療法課程前，初學者要思考自己在乎的是課程內容的「含金量」還是包裝的「鍍金量」？畢竟跨領域結合的完整意思是指「**專業地跨領域結合**」。半句話之別，差之毫釐失之千里。

24. 如何選擇適合自己的靈氣課程？

許多人覺得這個問題無關痛癢，但是想知道答案的人也不在少數。一般只有兩種人會提出這個問題，第一種是連靈氣是什麼都不知道的外行人；第二種是修讀過短期靈氣課程，想進一步精研靈氣療法的人。選擇課程是各取所需，但人通常會忽略內在聲音，無視了個人學習動機。

每個人都有不同的學習動機，沒有高低優劣之分。有人是為了考取證照和頭銜，有人是為了考獲教學資格，把它當作謀生工具，有人是單純為了滿足成就感、使命感或好奇心，也有人是為了幫家人養生保健等等。

假如有意要長遠發展，以投資心態來學習身心靈，那就更要往深層思索，靜下心來，與自己對話，了解個人期望，了解自己的學習動機和需要。畢竟要學好身心靈就要抵得住貪嗔痴的誘惑，跳出個人慾望的浮表，用單純的心情去探索。

為了幫助人們去判斷什麼課程最適合自己，我在此列出幾個關鍵問題：

(1) 為什麼要選擇學習身心靈（或靈療）？

(2) 既然要走上身心靈的路，要如何改變舊習來提升自我？

(3) 知道自己要的是什麼嗎？

(4) 學習身心靈是出於某種慾望或需要的投射，還是學習慾望的源頭？
(5) 這個選擇是「想要」還是「需要」？
(6) 身心靈和其他學習路徑、愛好和選擇有何不同？
(7) 既然它和其他學習路徑沒有分別，那為什麼要修讀身心靈？
(8) 這是出於休閒娛樂，滿足新鮮感的決定，還是被「召喚」了？

身心靈業界大多強調大光、大愛，一般人會以親和力來判斷靈氣導師的專業水平。對於需要大光、大愛和親切感的學生而言，擁有以上特質的導師就是個好選擇。

情況就像當人在選擇到哪一家餐廳用膳時，有人會認為餐廳的服務比菜色的色香味與營養重要。當然，這又要回歸「青菜蘿蔔，各取所需」的原則之上，取決於你在乎的是虛像感覺還是實質成效。如果你認為上述解釋太過虛無飄渺，請容我就再舉例解釋。

假設現在有初學者正在挑選身心靈課程，他的理想課程是內容簡單，節奏明快，氣氛輕鬆，導師最好是顏值高又溫柔親切，那麼根據以上條件，也許他是在尋找一個興趣班，能讓他休息和放鬆的舒適圈。這個選擇可能是出於他生活繁忙，壓力巨大，筋疲力盡，所以他才想輕鬆學習，被人溫柔以待，同時又能學點新知識滿足好奇心，當成是享受「心靈 SPA」。

想過以上問題之後，他便要從現實層面考慮以下問題：

(1) 他的口袋有多深，花多少錢才能滿足以上心理需求？

(2) 他的身心是有多麼傷痕累累？

(3) 他需要休息多久才能恢復狀態？

(4) 為什麼他不找心理醫師，而是去修讀跟心理輔導無關的靈氣課程？

(5) 他期望靈氣治療師會解決他的什麼問題或心結？

(6) 他真正需要解答的是心理問題、靈學問題還是玄學問題？

由以上例子可見，若要尋找合適的靈氣課程，就先要知道自己有什麼學習需求。除非你有多餘的金錢和時間，只想簡單體驗一下靈氣療法，那就大可盡情嚐個鮮吧！

25. Nexte 能量醫學課程有何獨特性？

Nexte 能量醫學的技術是根據西式靈氣，超心理學和中西醫學改良而來。在約一百年前，臼井靈氣從來都是以臨床身心療癒為主，並不是靠講療法或心理催眠法當治療，也不是清談哲學，更不是宗教靈修。

自第二次世界大戰之後，靈氣療法被美日醫療法摒除在外，日本當地的靈氣治療診所自此停運，靈氣療法也自此轉到地下。靈氣療法傳到美國之後，林忠次郎先生的繼承人高田女士也許為了方便教學，縮減了靈氣療法的訓練時間，開創了「靈氣速成班」的先例，並在近四、五十年隨著新時代（New Age）運動興起，流行世界。

回顧有關歷史，在林忠次郎先生還活躍教學時，他不但保留了臼井靈氣的四大基本元素（包括正名「臼井」兩字，施行點化，講解靈氣歷史和傳授《靈氣五戒》）之外，還跟臼井先生共同設計出靈氣療癒手位法。

由於林忠次郎先生是名海軍軍醫，曾經接受過傳統西方醫學教育，他把診斷學、病歷記錄、診療床、治療學和為期一年的臨床實習期等等西醫元素納入靈氣療法，叫人遺憾的是這些知識與技術精髓卻因種種原因陸續失傳，後繼無人。

修讀西式靈氣的學生一般會先開始學短期靈氣課程的四大單元，之後就學靈氣療癒手位法，幾個靈療方法和脈輪理論，完全沒有其他內容可供參考學習，資料非常有限，讓有志者難以精通這門學問。

我為了補上這些缺陷，便花了十多年時間，逐步把各類驗證法取代以主觀感覺衡量療效的習慣，打破靈氣療法被當成是安慰劑的窘境，並試圖還原最初的靈氣教育內容，主張用靈氣療癒輔助臨床診療，努力承先啟後。

由此開始，教學方向慢慢成形，漸漸成為 Nexte 能量醫學的課程特色。Nexte

能量醫學的教學內容還包括：淨化排毒法、人體能量與靈氣能量辨別法、手感和身感開發、自我的療癒知識與技術、靈氣療癒的道德與倫理，以及分析不同療癒手法的優劣和靈氣療癒成效驗證法等等，都只是在 Nexte 靈氣療法一級課程內容而已，但也是非常重要的學習基礎。

我認同臼井先生所言：「要為別人提供治療之前，就要能夠先療癒自己。累積充足知識和經驗之後，才可按照個人的能力範圍去療癒別人的身心健康。」在底子還未紮實前，斷不能把他人當白老鼠，也不能心存僥倖地療癒他人。本學校把靈氣當成是讓生命恢復健康的臨床療法，在教學過程中更會一一揭開靈氣療癒的神祕面紗。

我常跟剛入門的學生說，三十年前的醫學研究只想證明靈氣療法是種安慰劑，不但沒有證據證明它的療效，甚至還反映出靈氣治療師普遍能力參差不齊的現象。當時就有一個研究幾乎把整個靈氣療癒理論推翻，實驗極具代表性。研究人員特意先安排一個房間進行實驗，再請靈氣治療師矇著雙眼坐於房中。

然後研究人員就推進一張躺著人的病床，繼而再請靈氣治療師去伸手隔空感應病床上的人，看看他的身體有何問題。當靈氣治療師完成掃描後，研究人員便把病床推出房間。當靈氣治療師拉下眼罩，再寫下掃描心得，描述病人有多少個熱點，有著什麼問題之後，研究人員再把病床推回房間。結果房間內的靈氣治療師才發現病床躺的竟然是一具屍體。這個研究簡潔有力地證明了靈氣療法只是種安慰劑（註六）。

我看完這些研究論文後感到非常震撼，苦苦思索要如何糾正用主觀感受當客觀標準來判斷療效的習慣，不落入心誠則靈的安慰劑圈套。

近十多年來，許多關於靈氣的研究陸續發表，研究人員的態度明顯比以前開放，實驗方法亦有所進步。一方面可能是研究人員也有涉獵過靈氣療法，找到訓練有素

註六、安慰劑（Placebo）是指在一般實驗之中由研究人員處方的無效針藥或療程，用以測試研究對象會否因為個人期望或信念等心理作用而產生療效。

的靈氣治療師參加實驗；另一方面，他們採用實證法來檢視靈氣療效。

舉個例子，有研究人員採用靈氣能量來培養成骨細胞和破骨細胞，再比較對照組，研究靈氣能否影響細胞活動。由於這些細胞沒有主觀情感，便可撇除安慰劑效應的影響，可相對客觀持平地導引出實驗結果。最終實驗結果符合預期，證明靈氣能夠刺激細胞生長。這類醫學研究逐漸揭開靈氣療癒的神祕面紗，建立了一道通往醫療界的橋樑。

這也叫人不禁感嘆，對於那些缺乏研究經費來設立實驗室的學者又有證明自己的機會嗎？於是本學校便展開類似的實證研究，讓學生按照特定的條件和步驟進行實驗，檢測靈氣能量對有機體的影響。

其中一個在一級靈氣課程中常用實驗就是用靈氣養綠豆，把綠豆當成細胞來養，看看靈氣能量對綠豆生長有何影響。另外還有用靈氣改變水質的實驗，操作簡單，過程有趣。

以上實驗能提供具體標準作參考，讓學生客觀地衡量成效，跳出自我感覺良好與安慰劑效應的幻象，不再誤人誤己，建立學習信心，精益求精。大多數同學進行過幾次實驗之後就掌握了箇中研究的方法與邏輯，能夠客觀地觀察和對比結果。

可是掌握應用技術是一回事，知道如何療癒病人又是另一回事，靈氣治療師不能靠主觀感受來評估自己的能力水平，否則這世上就不需要這麼艱辛的醫學訓練和龐大的醫學資料庫了。如果醫務人員靠心誠則靈便可治病的話，他們也不需要辛辛苦苦考進醫學校，世上也沒有醫院和病人了。

當社會大眾也要不時學習醫療知識，養生保健，那麼 Nexte 靈氣治療師就更要精進學習，比一般百姓吸收更多專業知識才能擔當能量靈療師，懂得減低耽誤病情的機率，又會提供有效療程。

原因何在呢？舉例來說，假如 Nexte 靈氣靈療師遇到一位聲稱自己患上憂鬱症的個案，他就要知道如何評估他的嚴重程度，辨別他是否因一時心理壓力而產生憂鬱情緒，還是嚴重到要接受心理精神專科醫生治療。假如是後者的話，就要本著「靈療倫理」轉介個案到專科就醫。為何我要特別強調「靈療倫理」四字？因為只有少數人能夠尊重專業，不為面子、自傲和自尊心而耽誤病情。懂得量力而為，在需要時轉介個案到專科醫師就醫，都是任何靈氣治療師的基本倫理。Nexte 能量醫學課程雖然不包括靈修，但有涵蓋基本醫療倫理，還教得不錯。

Nexte 能量醫學二級課程也是深造班。鑑於大部分有心修讀二級的同學都對醫學擁有濃厚興趣，他們要不是醫護人員，就是那些以專業心態來選修整套醫學課程的學生。

有人喜歡西醫，有人喜歡中醫，也有人喜歡順勢醫學體系，以上體系都可以跟 Nexte 靈氣療法跨領域結合操作，發揮空間甚大。大前提是本學校並不認同學生只學一些養生知識就自詡專業，事前必需修讀密集醫學課程，才有資格提供跨領域療程。

綜合上述因由，可見 Nexte 能量醫學課程是強調實際身心療效的課程，以西式靈氣療法技術為基礎，還根據原始靈氣的教育方式而設計出課程架構。在學習的過程中，課程還會加入各類實證法、能量應用技術、超心理學技術和醫學理論來訓練學生的臨床療癒技術，藉此提升療程成效。

同時我也希望 Nexte 能量醫學能夠與更多其他醫療專業跨領域合作，進一步改善現有醫學療程，研發出更多高質素的療癒方案。

26. 沒有學過醫學的人可以從事靈氣療癒嗎？

答案是也可以，也不可以。Nexte 能量醫學與西式靈氣都以臨床療癒為依歸，答案全取決於他是否有足夠的醫療倫理意識、知識、技術和臨床經驗去療癒個案。

沒有學過醫學的人可以從事靈氣療癒有一個前提，那就是他會在日後接受相關教育訓練，這包括學習靈氣能量的本質，懂得應用靈氣能量和借助實證法來評估療程成效，最基本也要能夠為自己做一些簡單有效的常規自療，這都是從事靈氣療癒的開始。

若是他缺乏相關知識、技術與經驗之下治療，靠心想事成來療癒他人，恐怕只會耽誤病情，拖慢個案的康復進度。

假如你向速成靈氣導師問相同問題，他可能會回應只要用兩手一擺到個案身上，靈氣就會自動產生療效。換句話說，他只要相信靈氣的恩典和心誠則靈，學生什麼事情都不用做，靈通技術和醫學理論都不用學，病人就會自然感受到效果。

雖然這種講法最為動人，但卻違反了療癒身心的基本原則。Nexte 能量醫學課程是參考原始靈氣與林忠次郎先生的療癒理念與效果而設計，非常嚴謹，著重臨床醫學理論和實際療效，這也是本課程的獨特之處。

27. Nexte 能量醫學的靈氣治療師又有何不同？

靈氣療法與能量醫學療癒是兩種截然不同的概念，定義不同。靈氣治療師不做中西醫學治療，因為中西醫學治療通常屬於中醫與西醫的專業醫療法範圍。

學過醫學的人可以從事靈氣療癒嗎？靈氣療癒的崗位有很多種，主要看你問的是哪一種靈氣療癒，也要視乎學習進度，對靈氣療癒的了解有多深，知識與技術水平是否足以運用靈氣能量來治療個案。考慮過以上種種因素之後，才能提出一個適合他的學習方案，因材施教。

Nexte能量醫學二級畢業需具有基本的醫學知識作為療癒依據，能針對個案的病歷、病徵和實際情況來判斷他是否適合接受靈氣療癒，繼而再設計並進行療程。

Nexte能量醫學二級課程設計是為了避免靈療者缺乏相關知識，來者不拒，自許專業，外行做了內行事，便很容易耽誤病情，除了觸犯醫療法，還會導致個案病情惡化。目前也有不少中西醫都有做靈氣諮詢。

28. 從事靈氣療法前需要事先學習哪些醫學知識？

臼井先生先開創靈氣療法，再經過林忠次郎先生改良，自高田女士在美國把靈氣療法發揚光大，成就了西式靈氣的名聲。在臼井先生過世之後，林忠次郎先生便繼續改良臼井靈氣的理論架構，強調以醫療理論來輔助靈氣療程，並把相關醫學技術應用在靈氣診療所的工作之中。

《靈氣療法》作者土居裕先生認為西式靈氣能補足現代醫療的不足，靈氣療程與醫學療程能相輔相成，在治療身體與心靈健康都有良好效果。

除此之外，他還認為西式靈氣的最大優點在於它會引用醫學方法來檢測成果，成效良好。現在西式靈氣已被某些國家納入健保範圍。由此可見，西式靈氣從來都是以輔助醫學治療為宗旨。

在臼井先生發現靈氣時，世上大概只有數百種疾病。但到了目前為止，疾病的種類已經發展成上萬種之多，醫學理論與治療技術都不得不與時並進，趕上疾病演變的步伐。

可惜大多國家的醫療法一成不變，醫療資源與發展又受到醫學體制所限，導致許多體制以外的理論和技術都無法引入現代的醫療體系，不得不以替代療法自居。在眾多替代療法之中，以西式靈氣療法最接近現代醫學的理論架構，主張把能量療法輔助傳統醫學，提升診療效果。

既然現代人已經無法把靈氣療法還原它原本的樣子，那麼就盡量運用現代醫學理論來彌補現代靈氣療法的不足，把診斷學、治療學、能量學、健康管理學和疾病預防醫學等等知識納入療癒內容，使 Nexte 能量醫學課程能與現代醫學接軌，彰顯靈氣最原來以臨床療癒身心的宗旨。

約在二零零五年，我曾經跟美國國家衛生局靈氣研究基金的醫學研究人員談過，看看美國政府對靈氣療法有何期望。她說：「如果要把靈氣治療師這種專業納入國家醫療法，受到相關認可和保障的話，他就必須要修讀過生理、病理、解剖學和心理諮商等等課程。」

除此之外，他還講了一個很特別的期望—靈通力（Extrasensory perception）。靈通力分別有許多種，包括超覺感知力（Clairvoyance）、超聽覺力（Clairaudience）、心電感應力（Telepathy）、預知力（Precognition）、倒攝認知力（Retrocognition）、精神念力（Psychokinesis 或 Telekinesis）和通靈力（Mediumship）等，其中以精神

念力（Psychokinesis）、手感（hand sensation for energy）和身感（body sensation for energy）等等能力為重。

這非常明智地吻合林忠次郎先生時代的靈通與醫學的跨領域結合的能力。一路走來，幸好本學校一直有在能量醫學課程裡，幫同學開發這種靈通力，同學可把它應用於能量療法和臨床療癒，非常實用。

鑒於這五十年來，西式靈氣一向定位為適用於醫療的輔助療法，定位明確，其理論內容和訓練方式也該如此，才不會淪為安慰劑。雖然安慰劑在一定程度上具備催眠或心理作用，但靈氣從來就不用催眠或心理治療做療癒，它的療效也無法被心理治療取代。因此，如要學好靈氣療癒，醫學訓練必不可少，但這也是承傳困難的箇中原因。

為了使得 Nexte 能量醫學更加親民，我便努力改善課程架構，加入能量學、基礎醫學、診斷學與治療學等子課程，引導資深同學揉合靈氣能量療癒和中西醫療程，有望日後能設計療程，帶診實習。

此舉無疑是為營造良好的學習環境，提供更多實習機會，讓學生實踐所學，了解個人學習進度，同時驗證療程效果，盡量仿效林忠次郎先生當年的教學方式。

只要細心想想林忠次郎先生當年是如何提供醫療照護服務，這些措施與原則又是如何流失在歲月之中，就會明白傳承靈氣絕對不是一件容易的事。

值得我們高興的是，雖然這種教學方式早已失傳，但至少還有一個簡單的教學範圍，方便後人慢慢彌補它的不足。我只是重複了林忠次郎先生當年所做的事，推進靈氣的「再世輪迴」，引入一套適用於現代環境而又符合現今醫療需要的能量醫學。

29. 初學者為什麼要用靈氣自我療癒呢？

Nexte 靈氣療法一級訓練只做自我療癒（簡稱：自療），讓初學的靈療者掌握能量療法的基礎技術，累積經驗，建立基本認識。當熟練了初階技術，能夠靈療自己的亞健康問題以後，到了二級才為他人療癒（簡稱：他療）的知識基礎。

自療和他療方式也有區別。在自療的過程之中，同學會先了解到為何兩手一擺並不能讓能量自動流到患處。這些訓練確保了同學清楚知道在做什麼事，而不是單靠未經訓練的直覺來取代客觀判斷，否則就宛如蒙著雙眼靠直覺過馬路一般，危機四伏。五十二場亞健康自療練習能加深靈療者的體會與責任心，驅使他們時刻保持專業，只做真正有效的療程。

我不得不再次強調，學生必須能夠獨自進行有效自療，通過能力評估，才可以接受他療訓練。換句話說，懂得自療是升讀二級的關鍵門檻，以上安排有兩個原因：一、當同學能夠成功自療簡單的身心問題，這也意味著他們懂得觀察個人身心健康狀況和細節，客觀評估靈療前後的變化；二、這個練習能提供充足的實習機會和自我評估空間，避免靈療者拿別人來當實驗鼠，也防止耽誤別人病情。

靈療者做自療時可自問自答，代入個案，體驗被療癒的感受，又能巨細無遺地觀察個人淨化排毒狀況，檢視療程進度等等，通過親身經驗來掌握第一手的資料，有助調整療癒技巧。

另一方面，連經驗豐富的靈氣治療師在做靈氣療程時，個案都不會有很大感覺或反應。當個案被問到身體狀況如何，他們也不知道要回饋什麼意見，多半只順著靈氣治療師簡單回應，無法仔細描述療程前後之別。

因此，靈氣治療師並不能從療癒他人的過程中獲得充足回饋來改善療癒技術，反而自療就可以了。許多同學在做自療時會引申出許多經典問題，例如：

(1) 為何頭痛治頭不一定有用？
(2) 這是肉身病還是能量病？
(3) 何時才需要用到手位法？
(4) 如何分辨掃描時所產生的各種手感？
(5) 如何分辨自己導引的是靈氣能量還是其他能量？
(6) 能用人體能量做自療嗎？

(7) 如何穩定自己的靈療能力？
(8) 如何知道自療是否有效？
(9) 如何分辨是生理現象、亞健康，還是病理病？
(10) 如何自療亞健康問題？

自療都是對初學者非常好的實習，能為 Nexte 能量醫學同學累積寶貴的實習經驗。

30. 靈氣的手感是什麼意思？

我曾在十多年前讀到那篇用屍體來證明靈氣療法是安慰劑的實驗，一直耿耿於懷，想著當日後時機成熟，我就來開發獨家手感訓練課程。是的，這是 Nexte 靈療與 Nexte 能量醫學的獨家技術。經過多年經驗與研究，到了二〇一五年時，有關課程內容與技術才算完整成熟。

手感和身感這類超心理學技術幾乎從未在傳統靈氣課程裡被提起過，本學校是第一家也是獨家有提供手感和身感開發的能量醫學學校，目的是為了讓學生能夠準確掃描身體的能量狀況，而不是用自由心證來演繹掃描結果。

只要方法合宜，人人都可以開發出手感和身感，若再經過點化，改善生活習慣，配合適當訓練，手感和身感定會變得更加敏銳。這套訓練課程未經許可無法完整轉授，它的授權在 Nexte 靈氣師資的點化中，所以請找合格 Nexte 靈氣師資學習正式的完整課程。

西式靈氣點化的目的從來就不是用來增加手感和身感的敏感度，它是用來確定脈輪篩檢靈氣的頻率範圍，增加能量的流通量，從而達到能量篩檢與調頻的效果。

至於能否維持身體能量管道暢通，就要視乎學生平日有否勤加訓練和過著特定的生活方式。從頂輪引靈氣的動作就像騎單車，剛開始有點困難，但習慣之後就會成自然了，開發手感和身感也是一樣的道理。

手感和身感只是人類對能量的觸覺，一開發出來就會如同運用尋常感官般自然。唯一差別只在於我們需要刻意保持「身手」敏銳，這取決於肉身與能量體的健康狀況，但這一點跟坊間「病重者對能量體更敏銳」的說法完全相反。

在開發手感和身感的過程中，學生都有不同的狀況與問題出現，也有少數同學練不出手感來。經過十多年來的經驗，以上問題都一一獲得解答。

開發身感、手感一定要跟隨經驗豐富的靈氣導師學習，並且在課程初期找到一個讓自己感興趣的方法練習，把練習當成興趣，習慣成自然，成為自身能力的一部分後，就會演變成自身知覺的本能了。

許多人一開發出手感就停止精進有關技術，這非常可惜。先求有再求好。開發身感和手感就烹飪一樣，若想學烹飪卻在剛開始學會炒蛋了以後就停止學習，不是很可惜嗎？情況又如小孩剛學會走路就停下來，不去應用有關肌肉，那麼他每次走路就又得重頭摸索了。

因此，我主張同學開發手感之後就要進一步力求穩定，這才是讓人真正擁有這個能力的祕密。穩定一個能力等於固化，每個學習階段都要有固化來穩定能力，才算真正到手。然後，再求進步。

31. 沒有點化就不會有身感和手感嗎？

即使沒有經過點化，我們仍會有身感和手感。身感和手感跟點化沒有關係，它們只是肉身對能量的觸覺，並非靈異事件或特異功能。Nexte 能量醫學只是運用身、手感輔助療程，但不是單純以靈學和超心理學為主的課程。

雖然民間很愛形容擁有身感和手感的人具備「特異體質」。實情任何學生都可以從零開始，通過特定的訓練開發身感和手感，這是一件可行的事。反過來看，那些不能經過訓練而開發的能力，又或者只有極少數人擁有的感知能力，才是真正的特異功能。

大多數人都能做得到的事也很難被稱為特異功能吧？一般人把我們學校裡每位

同學們都會的身感和手感當成特異功能，但學校內同學們應該沒有人會如此認同。

即便如此，有時候擁有身感和手感而不用，反而只會徒增煩惱。一般天生就有身感和手感的人大多不明白自己所感知到的能量是何事，心生恐懼，有時更會非常排斥，白白浪費了這種先天優勢。

所幸的是Nexte能量醫學課程包括了這方面的完整訓練，由最初為時只有三小時的手感開發課程，發展到現在為時十多個小時的課程，內容還包括靈氣能量學與能量病的講解，教人善用這種感知技術。這是點化後的必需訓練，既發揮學生潛能，又盡了教育的責任。

除此之外，開發身感和手感也是為了提升學生對能量的敏感度，藉此提高掃描與遠距靈療的成功率。掃描與遠距靈療又是Nexte靈氣與Nexte能量醫學的重頭戲，若是沒有這幾個元素，雖然靈氣治療師仍可進行靈氣能量療程，但就無法善用它的優勝之處了。

32. 如何用靈氣調整自身內在的修為？

我們先來聊聊什麼是內在的修為。鬼谷子教內在修為時說：「實意法螣蛇。」意思是籲人立意實在，心平氣和，無為而求，不刻意追求，學習螣蛇的沉實穩重。假設大家談到「內在修為」的意思跟以上定義頗為相近，就與鬼谷子相去不遠了。身為現代人，除非我們離群索居，恐怕就沒太多機會追求真正的內在修為。

基於臼井先生的宗教背景，早期的靈氣學生除了專注於臨床療癒，都非常注重品德，強調內在修行和保持慈悲之心等等功夫。不知為何到了後來，臨床靈通＋醫學療癒技術沒有經由任何靈氣傳承下來，反而保留不少靈修思想和哲學觀念。靈氣發展至今也大致分為哲學與靈性療癒兩大類，重點各有不同。

那麼 Nexte 能量醫學跟內在修為有何關係呢？這兩者的共同之處就只有淺層冥想。靈療者在引導 Nexte 靈氣時，就需要進入淺層冥想狀態，而人在這個時候又會特別心平氣和。如果這樣可以增加內在修為的話，那麼內心的一時平靜也算是短暫的內在修為嗎？

靈修也許是日式靈氣的專長，我們 Nexte 能量醫學則主力實踐臨床靈氣療癒，輔助其他醫學療法來提升整體療效。所以有關修為或靈修的問題，也許可以向日式靈氣導師或者哲學導師討教哦。

33.「經過點化之後，同學會因應個人體質差異而感到各種身心不適，同時也帶來一些新的領悟。」這就是淨化反應嗎？

許多人不了解二十一天淨化期的功效，因為很少前人會解釋臼井先生為何要學生經歷二十一天的淨化期。在早年靈氣並沒有二十一日的淨化期的事，所以現代很多靈氣導師也會蔑視談論二十一天淨化期的靈氣門派。然而，在 Nexte 靈氣這一派裡，本學校對這二十一日淨化期尤其看重，箇中原因僅是為了培養同學見微知著的能力，與承傳不承傳無關。在淨化期開始前，我會提醒同學要多加留意個人的身、心轉變，把有關觀察和感受記錄下來，借此提升學生對能量和自身改變的敏銳度，免得對似有似無的能量胡亂猜想或濫用自由心證。

能量的變化通常非常細微，比微風還要輕微，不易被人察覺，一般人靠尋常五官觸覺根本難以察覺這些改變存在。一般人若沒有刻意提高個人對能量的敏感度，就根本難以覺察那毫不起眼的能量變化，再加上都市人習慣被外在的刺激吸引，從小到大都沒有好好培養微觀細節的習慣，導致許多人與生俱來的感應能力都大幅衰退，無法輕易察覺靈氣與其他能量的存在。

正因如此，一般靈氣治療師都難以分辨不同能量的特性，只能憑空想像出諸多「感覺」，滿足於良好的自我感覺之中，實際上無助於事。除了身感和手感開發，我相信微觀能力也可以通過食氣，加上適當的辟穀、禁食和靜坐開發出來。例如臼井先生就曾在寺廟中冥想了三年，然後又在鞍馬山上禁食靜坐二十一天。

靜坐冥想的人通常會注意到身體裡的微細變化，這便演變成用二十一天淨化期來培養微觀力的傳說。可是現在的學生不再需要禁食靜坐，只需要在點化後的二十一天微觀個人的身、心轉變就能培養微觀力了。

那麼淨化排毒的其他用途是什麼呢？我將會在 Nexte 靈氣療法一級課程裡講解答案。通常一般缺乏醫學訓練的靈氣治療師都相信身病源於心病，導致他們在處理個案時也只會幫助個案排除負面意識，忽略了其他方面的淨化排毒。這個空泛的觀點也許能夠說服一般民眾，但絕對不能說服一位接受過醫學教育的靈氣治療師。

大多負面意識就像人類正常的生理代謝物，唯一分別是前者是由心理活動產生，後者是由生化作用產生。人人都應該學習處理自己的心理代謝物，不管是平日短暫的壓力、負面情緒還是恐懼不安之心等等，都是正常的心理活動，能通過適當的方式自我排解，而不是時時都需要請人代勞。那麼屬於病理性的心理代謝物呢？這就要有勞心理專科或精神科醫師幫助診斷，讓病人接受專業的治療服務。

假如靈氣治療師沒有接受過相關教育的話，就要非常謹慎，避免越過個人的專業範圍，耽誤個案病情。淨化排毒這個概念非常流行，假如突然有一個人向你推介淨化排毒服務或產品時，也許可以根據以下四條問題了解更多資訊：

(1) 我有什麼毒？
(2) 如何知道自己有毒？
(3) 如何排毒？
(4) 怎麼才知道己經排了毒？

至於在淨化期要觀察什麼，這涉及約三萬字的課程內容，資料繁多。這裡沒有三萬字的篇幅，我們在課堂上再談吧！

34. 前面老師說到護身符、佛像、經書和進出宮廟等等事物都會干擾點化效果，我們是否應該避免接觸和經過以上東西和地方呢？

我指出「配戴護身符、佛像、經書、進出宮廟會干擾點化」的原因，目的是要同學在點化後避開上述種種具有特別能量的物件和場合，免得同學在淨化期內受到干擾。

然而，隨著身感和手感的敏銳度有所提升，一級同學自然會對生活環境裡的能量變化習以為常，自然會慢慢避免接觸具有特殊能量的物件，在走路時也會繞過具有特殊能量的地方。

靈氣導師在做遠距點化（Distance Attunement；簡稱：DA）時，的確會察覺到同學身邊的能量物件，有時甚至會「摸到」同學身上的能量沾附，令靈氣導師本人能量耗損。

以下是用早期克里安儀所拍攝的能量照。情況正如下圖（圖表七）所示，我正在

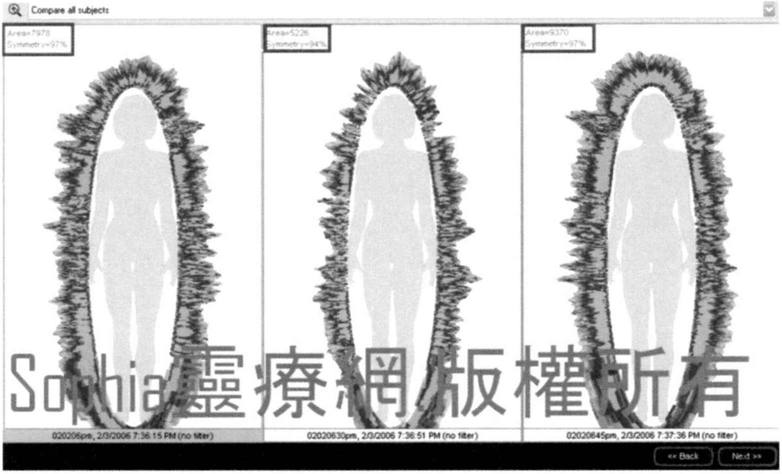

【圖表 7】蘇菲亞進行點化前後的能量對比圖

【圖表 7 來源】蘇菲亞國際身心靈研究所

準備進行遠距點化前的能量非常完整飽滿（最左）。一般民眾平均是五〇〇〇，對稱平衡是95%。我要準備做點化前會將能量準備好，能量的飽滿程度是七九七八，對稱平衡是97%。

當連結到學生時，他身上的沾附馬上耗損我的能量（中間），能量的飽滿程度是五二二五，對稱平衡是94%。通過特殊冥想，我才能把能量補充回來（最右），這時能量的飽滿程度是九三七〇，對稱平衡是97%。

因此，點化前後要避免能量干擾，不管能量好壞，都有機會影響點化效果，更會耗損雙方能量。順帶一提，我在十多年前初學靈氣時，就親眼目睹過兩次因能量干擾而導致現場點化失控的場面。

我早年在美國擔任過靈氣助教，分別參加了兩場點化儀式。當時我在現場靠牆而站，為數十二人的同學在接受點化時的一同冥想，之後他們突然一一呻吟、鬼哭神嚎起來。我當時目睹場面失控，當真有點驚嚇，同樣情況也發生過在另一班同學身上。雖然這不是我日後主張只做遠距點化的主因，但以上經驗足以叫我理解現場點化存在一定風險。若過程受到能量干擾，便會導致許多意外出現，叫在場的人意料不及。

根據資料顯示，早期的靈氣學生不只接受一次點化，他們在跟診學習時，臼井和林忠次郎先生會鼓勵他們重做點化。按照現在的經驗推想，這可能是因為當年臼井先生做點化時，也遇到過頗多干擾，加上早年的導師又不明箇中道理，便只好重新點化，保持點化品質。

除了能量干擾，若學生沒有改變個人生活方式，未加配合，也會影響點化效果。這又可能是臼井先生為學生定期重新點化的主因。

35. 如何在家運用靈氣自我療癒？

自療包含了不少理論、知識與技術在其中，絕非靠兩手一擺就可發揮療效，要是靈氣會自動流到病人處去治療病人，那麼天下就沒有病人了，是吧？

而Nexte靈氣療法一級課程的功課就是要求學生進行有效自療。若自療都做不好，靈療者憑什麼借療癒他人來幫自己提升信心？這句話也是臼井先生在接受訪談時親口所說的哦。

關於提升療癒信心這回事，人是需要往內求，而不是往外求。情況正如你會接受醫科學生一年級學生就擅自掛牌行醫，把病人當實驗品來增加個人信心嗎？將心比心，假如你也不能接受以上情況的話，為何要用雙重標準，嚴人寬己呢？

自療能力是需要時日加以累積，勤加磨練方可應用自如。Nexte靈氣療法的一級學生應該接受最少三個月到常規六個月的密集訓練，從認識靈氣能量的特性，培養身感和手感，學習各種知識，應用臨床療癒技術，到嘗試各種自療方法等等，經過親身摸索才能掌握相關能力。因此，若學員想在家裡運用靈氣自我療癒，我會建議他先從基本功學起，按步就班地學習吧！

36. 靈氣可以幫助我們找回「真正的我」嗎？

若要解答這條問題，我們就要先了解什麼才是「真正的我」：

(1) 「真正的我」對每一個人的定義都有所不同。
(2) 「真正的我」對大多數的人來說也是不清不楚。
(3) 「真正的我」應該隨時間與事件而有所演變。

基於以上三點，這個問題可能跟哲學有關，同學最好向靈修或修行團體討教。因為 Nexte 能量醫學是一門偏重療癒身心的課程，不是宗教，也不講哲學，也不是心理學。也許內容包含靈氣療法，有個「靈」字的關係，再加上臼井先生的特別經歷，導致一般人會把靈氣療法、靈修或靈學三個概念互相混淆，而能量兩字又容易跟氣功和經脈兩個概念產生聯想。

平心而論，一般人所認識的日式靈氣的確著重哲學思想，而西式靈氣則著重療癒身心健康，基於這點認知，我們再來談如何把靈氣能量醫學結合到其他發展已經頗為成熟的醫學領域之上。若基礎不穩，跨領域合作也只會流於空泛。

有人認為學習靈氣的人都品行俱佳，這其實是個美麗的誤會。有人會要求所有中西醫的醫療人員都是宗教修行人嗎？既然我們懂得把工作專業與個人修養分開看待，那為何要用雙重標準來看待靈氣治療師呢？

當然，我們可以期望各行各業的從業員都有職業道德，但人人的道德標準不同，對道德的期望也不同。所以我們只能做好本分，盡好本事，守好法律，不必在意其他跟專業操守無關的期望，否則有人真的會對靈氣治療師產生不切實際的期望。

綜合以上各點，我只想讓同學明白，施行 Nexte 靈氣能量療法只是為了療癒身心，至於如何尋找「真正的我」，這可是屬於心理學或宗教領域的知識。除非　我們身兼兩家之長，否則不應混為一談，免得外行充當內行哦。

37. 課堂有提過：「有手的溫度是長年冰冷或溫熱，會降低手心對溫度的敏感度。」那除了溫度覺以外，我們還有其他手感嗎？請問該如何訓練以上手感？

手感包括許多種覺知，溫度覺是其中一種，最普通又容易掌握。本學校一直鼓勵同學開發多種手感，豐富個人的手感語言。至於要開發其他覺知的話，最好還是由其他學員幫忙，互相「餵招」，糾正和確認答案，練習多了，用起來才會得心應手。

如果有人的手長年冰冷或溫熱，可以用溫水或冷水調適一下再去練習，看看敏銳度有否改善。與此同時，也該考慮同學本身是否有亞健康問題，才導致雙手長年冰冷或過熱呢？

手感的複雜程度每個人都不一樣，即便是感應同一個目標，人人的手感也有不同。原因是因為每個人的神經感受器被刺激或喚醒時的順序不同，縱使人人都有一樣多元化的神經感受器，但還是有不同的刺激或喚醒順序。

至於要如何訓練手感呢？這就要請本學校的 Nexte 靈氣導師講解、教授、示範、練習和驗證，找出每位同學的困難之處，再加以糾正。經過豐富經驗的導師親自指導，一級同學幾乎都可以掌握基本手感，然而這只是開始。

同學要先確定自己會分辨手感的真假，再判斷能量是否存在，其他手感內容如溫差覺等等，就會逐步變得明顯，敏感度漸漸有所提升了。

解釋起來雖然容易，但開發手感的確還有許多細節要掌握。若要把手感用於遠距他療，便需要至少半年的訓練，才能從肉身的手感提升到遠距他療所需要的能量體手感。當你擁有這樣的手感，才稱得上擁用名符其實的靈療手。

38. 學靈氣的人也跟佛家一樣忌諱貪嗔癡與酒色財氣嗎？

靈氣療法一級畢業的靈療者會有一定程度的能量身感，他們會避開充滿酒色財氣紊亂能量的場所。但為了實踐所學，執行療程，二級同學就要培養出抵受惡劣環境的抗壓力。若訓練有素，同學自然會對周遭環境的能量有所警剔，時刻保持敏銳，把這種能力內化成本能反應，不需旁人告誡提醒。換句話說，有修靈氣療法的能量人也不必太過忌諱貪嗔癡與充滿酒色財氣的場所，最重要的是懂得保持警覺，在必要時避開負面能量。

這裡要特別說明一下什麼是負面能量。一般人會把自己不喜歡的能量當成是負能量。這個觀念不一定是對的。負能量更準確的定義，是泛指那些對自己不好的能量，而不是自己不喜歡或不清楚的能量。因此，所謂的禁忌之事也其實因人而異。我們最好先確定事情是否真的對自身有害，才考慮是否要多加忌諱，而不是道聽途說，不求甚解。

畢竟靈氣不是宗教，也不必當它是宗教神明般去膜拜或歌頌，而忘記靈氣治療的初衷。我們要多了解其中細節，知其所以為而為之。如果你對靈氣或宗教兩者都有濃厚興趣的話，可以考慮修習兩家之長，繼而把靈氣跟宗教結合在一起，相信這會是一個全新領域哦。

39. 看同學被點化後有諸多反應，我則以自主神經和結構平衡的角度看待，覺得這些反應都太牽拖了。因為身體結構不平衡，本來就會有此反應，何以瞎猜？我覺得必須解釋清楚，否則一開始就神經兮兮，難保後面的課又要疑神疑鬼了。

這確是部分同學的問題之一。從以上問題，我可以知道同學的問題也相當尖銳。本學校十分歡迎學習者提問，因為這是重要的學習方法之一。有人善問，有人善答。每個問題都需要被重視。

言歸正傳，點化過後的功課是要提升微觀力，細心觀察和比較點化前後種種細微能量轉變。點化過後，每一位同學的身體與能量體都有不同反應，因人而異。而每個人對事情都有不同理解，表達自己的方法也有差異。

假如有人因為能量的改變而導致他本身的觀察力有所提升，這就已經達到學習目的了。在資深同學眼裡，雖然這些細微變化都是平常的生理作用，但若是初學者觀察到這些細微變化，他們就是瞎猜或神經兮兮嗎？

資深同學看見新人手忙腳亂，待在真假不分的含混過程時，就要用同理心協助他們走過新人階段，而不是嗤之以鼻，說他們疑神疑鬼。

記得我剛開始學習靈氣時，是在約翰霍普金斯醫院（Johns Hopkins Hospital）的醫學嘉年華攤位之中，親眼看見有機化的能量，驚訝到不行。

我當時還以為是眼睛壞了，之後又以為是自己的大腦視覺系統壞了。假如當時我被人嗤之以鼻，當成是疑神疑鬼，叫我對能量心生反感的話，那麼我便會自此錯過踏入這道能量醫學的大門了。這個經驗也叫我在教學時，不忘保持同理心，明白人人都有過對各種反應嘖嘖稱奇的階段。如果猜疑與質疑是為了找尋答案，而不是為了否定一個開始的話，那麼便是個好的開始。

Nexte靈氣療法學生的進度不一，這都可以理解，最怕的是自以為是的心態，阻礙自己與其他同學學習。混亂只是一種過渡狀態，它又代表了轉變，這正是我們可以提供協助的介入點。

點化後的變化通常並不明顯，尤其是沒有微觀能量的習慣下，容易被人忽略。畢竟尋常人平日就很少注意到這些細微變化，但是靈氣治療師就要觀察到各種微細變化，用以評估療效，調整療程設計。

因為淨化時的能量變化是非常輕微的，遠遠比點化當下所感受到的還要輕微許多，所以同學需要注意拿捏尺度，過度放大或忽略變化都會造成誤判，無法準確評估身心狀況。

畢竟一級點化只做一次，學習微觀的機會也很有限了。所以初學者在一級課程就要花上許多時間培養微觀力，到了二級就可以把相關能力應用自如。

40. 修習靈氣是否是一門能讓身心靈合一的功課？

這視乎你所修習的是那一個靈氣門派。在解答這個問題之前，先要弄清楚身心靈的定義是什麼，有了共識之後再來討論身心靈合一是指什麼狀態。

你會發現在靈療界裡，身心靈三個字隨處可見，但人人對它都有不同理解，定義不一，有些人甚至會利用身心靈的名義來推銷業餘心理學服務。

因此，若要身心靈合一，就要先明白箇中定義。情況又正如世上人人都希望世界和平，但人人對和平的定義卻天差地遠，追求和平的手法不盡相同，才會導致各地動蕩不安與戰爭不斷。假如人人都堅持自己所推崇的理念才是真理，不惜一切強加於人的話，天下就永遠沒有和平而言了。

Nexte 能量醫學與林忠次郎先生的西式靈氣所傳授的身心靈療法，也跟其他數百家門派的靈療觀念有所不同。所以要先了解每家靈氣療法派別對身心靈合一的定義，再決定它是否符合個人所追求的身心靈合一。

很多人對靈氣裡的靈字產生不少聯想，實情「靈性」、「靈魂」或「靈學」還是其他與靈學有關的概念，都與靈氣能量醫學無關。如果你想要借助學習能量醫學來修心養性的話，這個選擇恐怕會讓你白費功夫了。因為靈氣只是一種能量，而 Nexte 能量醫學與西式靈氣只會教育學生善用能量來進行臨床療癒。

世上有幾百種靈氣門派，雖然都是臼井靈氣的支派，但各自的教育重心、宗旨、實作手法和導師專長都各有特色，所以我才說世上沒有一模一樣的靈氣派別，只有百花齊放，期望代代人才輩出。

再者，後人幾乎都沒法展示出如臼井先生或林忠次郎先生一般的能力。我從中領悟到一件事：各個派別特色各異，但亦無派別十全十美。

除了個別門派的傳承歷史，初學者還要知道心儀派別的教學重心是在身、在心還是在靈。縱使有靈氣派別真有傳授身心靈三合一的方法，但也要知道各占比例多少，具體會如何把身心靈合一，還是運用其他實作方法讓參加者感受身心靈合一等等問題，把這些細節弄清楚才不會學完卻落得一個心誠則靈或講聊法。

話雖如此，如果有人是因為學習靈氣或能量醫學而感受到穩定、平靜和靜心等等好處的話，也不失為一件美事。假如在施作能量療法的同時兼顧了身心健康，又應用到「靈」的技術（如淺層冥想），這也許真的會讓人有一種身心靈合而為一的感受。

臼井先生曾經說過：「靈氣是一種身心療癒的方法。」這應該是靈氣最原本的定義。當臼井先生和林忠次郎先生仍活躍教學的時代，他們所傳授的靈氣課程並沒有引入任何靈學概念，幾乎都以臨床治療為主。

在那個戰後時代，當普通人民都只求三餐溫飽時，會講究身心健康的人就已算非常前衛。一直到了近幾十年，某些靈氣派系才陸續把各種宗教概念納入靈氣課程，提倡用靈氣療法來輔助人身心靈合一。而西式靈氣與 Nexte 能量醫學只主力療癒身心健康而已，跟宗教、靈修、靈魂或靈學毫無關係。

最後我再提醒各位一次，千萬不要認為自己懂得兩招心理學理論，只因立意良好，就急著把自己當成身心靈專業看待，因為這很容易會誤導個案，隨時耽誤病情，後果不堪設想。

41. 如何學習 Nexte 靈氣療法與 Nexte 能量醫學？

學習 Nexte 靈氣療法一級，一般先學靈氣的歷史，才知道自己究竟要學的是什麼東西。如前文所述，靈氣先由臼井先生發現，用來療癒各種奇難雜症，再由他的弟子林忠次郎先生整合西醫理論加以改良，然後經過高田女士和山口女士倆人分別在美國和日本流傳下來，慢慢才演變成新時代靈氣派別。

林忠次郎先生擁有傳統西醫背景，他率先引用靈療床來安置病人，又在靈療加設問診和病歷等等西醫措施來輔助療癒。而他的繼承人高田女士多多少少延續了他的理念，甚至還去醫學院上了兩個基礎醫學課，如解剖學和生理學等，強調靈氣的臨床醫學療效。

可惜在第二次大戰爆發時，高田女士為了方便在戰後的美國推廣靈氣，才不得不縮減教學時數，方便教學。隨著新時代運動興起，靈氣多次被改頭換面，變成了新時代靈氣。換句話說，林忠次郎先生原本的臨床訓練早已失傳地七七八八，現代學員也不太願意花長時間研習靈氣能量醫學，導致沒多少人學到足本靈氣課程，也沒有人能夠把靈氣完完整整地傳授下去。

由此可見，在七十年多前，林忠次郎先生所傳授的西式靈氣是結合西醫理論的能量療法，所以我便尋回流失在外的「理論拼圖」，再結合中西醫療法，實踐量子療癒，擴大靈療的應用範圍。

在十多年來，本學校不斷精進改良靈氣能量療法，也擴大了它的應用範圍，著力提升技術的精準度，用具體和務實的方法來輔助療癒，每個措施背後都有大量實證依據。

學習 Nexte 靈氣療法一級，必須先從基礎知識及技術入手，包括學習醫學知識和靈氣能量的特性；在技術方面，則要先練習傳導技術、手感和一些靈療技術，先求有再求好。靈氣治療師是需要通過持續訓練，掌握控制能量的方法，直到能力非常穩定，才能療癒他人。

若不會小心控制能量，那也有可能會因操之過急而猛傳靈氣，導致個案血壓飆高，釀成嚴重後果。這也解釋了為什麼靈療者要學習多一點的醫學知識和理解靈氣能量特性的原因。

很多事情都有不為人知的潛台詞，以秋冬食薑母鴨為例，背後就有許多食客需要知道的保健潛台詞。鴨肉雖寒，薑母有熱開胃，但背後禁忌甚多。但凡患有心臟病、高血壓、過敏體質、腎臟病、高尿酸血症、糖尿病或感冒發炎等等的人，都有不同程度的飲食忌諱，未必適合食薑母鴨。但店家或食評人在推薦薑母鴨時，卻無人提過有關忌諱。

無論食物看起來有多尋常，胡亂進補都可能會得不償失，嚴重者損及健康。情況宛如有人因醫學知識不足，用想像出來的靈氣做療癒，輕則無效，重則耽誤病情，後果嚴重。

Nexte 靈氣療法一級的學生要能夠分辨正常生理、亞健康或病理三種狀況，才能知道如何量力而為，在合理的應用範圍內療癒自己。有許多人學了兩日或上了十二個小時的課，就自告奮勇幫癌症或憂鬱症病人做療程，立意雖良好，但這真的會耽誤病情。如果連自療都沒有把握，又有何能治療重病呢？

再來，Nexte 靈氣療法一級的自療範圍只限於亞健康問題。為什麼呢？亞健康體質是成病之前的狀態，症狀發展到一定的程度就會變成疾病。一般人在亞健康狀態時不加重視，任由問題惡化，才演變出疾病來。

如果一級靈療者連自我的亞健康問題都不能解決，那如何解決更嚴重的疾病問題呢？所以本學校期許一級靈療者主力自療亞健康體質，學懂觀察身體狀況，實踐療程，先養成療癒自己亞健康體質的能力。

在本學校 Nexte 能量醫學二級的搭配課程，另有提供中醫或西醫醫學課程，中醫基礎課程為時六個月，西醫基礎課程要為時十到十二個月，用專業療法的角度來看待靈氣療法。假如一般人都不接受專業醫護人員用直覺來治療病人的話，那麼為何有人會默許靈氣治療師運用直覺或想像力來治療病人？

若每位同學都明白療法背後的理論和知識，他們才能提供有實際療效的療程。技術成熟者，更可以跟中西醫互相合作，這樣才算得上學好能量醫學。這也是同學需要長期學習能量醫學的主因。

Nexte 能量醫學二級課程則會訓練同學們開始療癒他人，從亞健康到一般家庭健康相關的問題。專科靈療仍不屬於二級的應用範圍。當然學校也會在學生進行五十二場他療個案實習的時候，提供指導與諮商，並且經常替學生接案實習。如果沒有實習個案，課程中就會用各種醫案來講解，幫助學習者累積經驗。

每個月我們也有安排幾個研討課程，讓同學討論學習困難或進行遠距團練。二級能量醫學課程的內容非常豐富，以致大多學員都會要求延長學習時間，完成學習。

雖然每個教學中心的課程內容都有差異，但萬變不離其宗，而 Nexte 靈氣療法的內容更包括脈輪理論和應用、淨化排毒、手感和身感開發、靈氣療癒常規手位與應用方法、基本醫學知識、淨化排毒和自療技巧等等，看似簡單，但平均每位學生均需花上六個月或以上時間才能掌握。

Nexte 能量醫學課程裡的大部分技術都是本學校獨力研發，經過反覆驗證之後才傳授給各位同學。學校也相當重視同學的臨床實作經驗，因此採用各種驗證法與盲測法來便利同學了解個人進度，調整學習步伐。

除此以外，本學校更採用嚴謹的考試制度，設有筆試與術科測驗，評估同學的能力水平，通過測試就可成為 Nexte 靈氣能量療法的合格「代言人」。

42. 學習 Nexte 靈氣療法與 Nexte 能量醫學一般要花多久時間？

Nexte 能量醫學課程緊隨著時代的步伐不斷改良，教學內容愈來愈豐富，平均學習時間也隨之延長。當然這也希望能令同學的知識和技術水平也有相對提升。每個人學習靈氣能量醫學平均所花的時間會按照學習需要、能力、學習目標與課程內容有所差異，無法一概而論。

一般新時代靈氣課程會由以下幾個單元組成，包括導師的自我介紹、靈氣的歷史、點化和《靈氣五戒》。有些課程還會講授脈輪理論和靈氣手位法，另外再加上團體靈療環節，學生平均需花上六至十二個小時來修讀一個靈氣課程，平均用一至兩個小時學習一個單元，實際情況會按照個別課程而有所調整。

而 Nexte 能量醫學課程不論是在教學模式、課程元素、教學資源與訓練模式等等層面都有特別的考量，除了一些共同課程單元之外，還會提供數以百計的線上教學文章和學習心得供同學參考。

除此之外，學校還會提供二十幾堂線上真人語音課、如有機會，也會有現場手感課和現場靈氣療癒分享活動（Reiki Share），另外還會教導同學進行一些有趣的練習和儀器測試，理論和臨床實作並重。

如果用一至十來比喻階段性學習進度的話，一是起點，十是階段性結束，那麼一至三便是初學者被動、單向吸收的學習階段，四至六則是同學變得會自主練習、實作，熟能生巧的階段，七至九是知識得以內化，同學能獨立持續進修，舉一反三的階段，十便是已把各種知識融會貫通，具備創新能力的階段。個人的興趣、動機和能力水平都是影響學習進度的關鍵。

假如一心要求學習過程輕鬆、知識量小、學習時間短、內容簡單易明、畢業時間快（簡稱：輕小短薄快），選擇的也是「輕小短薄快」的課程，繼而學到的知識也是「輕小短薄快」，能夠應用的結果也是「輕小短薄快」，整體教學成效自然無法與專業課程比較。

雖然這類課程內容簡單，方便學習，容易上手，但其實也很容易被人改版，資訊的深度也礙於種種限制而變得片斷，繼而「變形」。

若想通過這些入門課程來深度學習的話，學生就必須修讀更多課程，重新拼湊所學的內容，才能掌握略為完整的理論架構。至於該如何評估課程的原創性，其實只要細閱課程內容，看其完整度和深度便可略知一二。

另一方面，個人學習動機也是左右學習時間的關鍵。學習動機隨時日和進度轉變。以我的個人經驗來說，我通常會對某個領域感到好奇而開始學習，然後在好奇心的驅使下尋根究底，克服各類難題，累積自信，最終才練成由好奇心，尋根究底之心和自信心組成的強大動力，持續學習。因此，我理解學習動機為先有動力，再有機會。只要動力強大，進步便是指日可待。

曾經有人為了治好個人健康問題而急著學習靈療，但由於過於急進，欲速則不達，導致他學沒多久便非常氣餒，提早放棄，非常可惜。靈療並非萬能，許多健康問題不是靠靈療就能輕易解決。

單次療程的效用通常都不會持久，有少數操守不當的人會誇大靈氣療程的成效，相信只要讓個案感覺良好就等於有療癒效果，實在兒戲，而且他還沒從病患者的角度考慮。學習靈氣療法既然要花時間，又要花經費，那倒不如從一開始，就正正經經地把這門技術和知識學好，利己及人。

若要成為一位厲害的靈療高手，便先看看自己的心在哪裡？把時間花在哪裡？本學校真的有很多好手，他們都已經通過大大小小的考驗來證明自己的能力了。

43. 學習靈氣為什麼一定會經過淨化排毒期呢？

淨化排毒期向來都是爭議不斷的話題。因為在靈氣的發展史中缺乏相關記錄，讓許多人並不贊同淨化排毒期真有其事。若是如此，為何二十一日淨化排毒期在靈氣界又會受到如此重視呢？

臼井先生在京都鞍馬山上做了二十一天法華三昧懺儀冥想（Lotus Repentance Meditation），最後修成正果，經歷宛如佛陀在菩提樹下悟道的經過。但事實上臼井先生並不是因頓悟（Eureka orepiphany）而悟出靈氣來，所以我們也不需要把臼井先生的經歷看成是神話。那麼淨化排毒期也是一場美麗的誤會嗎？

推測新時代靈氣的淨化排毒期的出處很可能是源自於那二十一日的靜心冥想，但兩者也很可能毫無關係。畢竟臼井靈氣課程的內容無有版權，淨化排毒期的由來和意義可已被後人隨意篡改過。那淨化排毒期到底是真有其事還是由後來的某些靈氣派別引入靈氣教學之中？答案實在無從考究。Nexte 靈氣療法課程就運用淨化排毒期來訓練同學的微觀力，同時也用來提升同學的療癒能力與療程效果。

為了培養對能量的微觸覺，經歷淨化排毒期是學習一級靈氣療法的第一步。同學在這個時期內須要提升自己的「微觀力」，觀察自己在淨化排毒時的轉變，學習運用不同技術來淨化排毒，同時記錄和評估淨化排毒成效等等，實事求是地根據具體可見的徵狀來客觀評估身心變化。這個過程也能讓同學體會淨化排毒期對身心健康的意義。換句話說，淨化排毒期也是繼點化後的重要訓練。

隨著微觀力提升，同學也可觀察到能量上的轉變。能量變化之微小如微弱風向的改變。假如同學能夠靜心觀察任何細微變動，養成隨時注意到能量變化的習慣，那麼就能夠感知到靈氣能量的存在並非什麼稀奇古怪的事了。

淨化排毒是一整堂課的內容，在大家入學後便要馬上修讀，打好基礎後才能接受點化。雖然暫時無法用幾千字的篇幅來仔細解答以上問題，但至少可以說明這是一門學問，愈學愈豐富。總括而言，淨化排毒期可提升同學的微觀力，用以輔助療程，提升療效，也改善整體身心健康。

44. 我們如何分辨自己所引導的能量品質？

能量品質是個相對性的概念。舉個例子，用一到十來區分能量品質好壞的話，那麼對於處於能量品質五級的人來說，低於五級的能量便是不好的能量，超過五級的能量便是好的能量。假如某人的能量等級水平由六級提升到七級，那麼原來在六級的能量也會變得相對遜色。以上例子的意思是說：能量的好與不好是相對性問題，答案會按照個人的能量水平變化，或者理想能量水平而有所改變，因人而異。在你眼中的好能量也未必是他人眼中的好能量。基於這個共識，我們也不能籠統地說靈氣能量到底是好是壞。

能量品質好懷也會因應個人本身的特質和環境而產生不同答案。酒吧、夜市、書店、電腦主機房等等地方都有不一樣的能量品質。這些地方的能量跟一般人的印象也常有出入。單以醫院為例，它就包括了有多種能量存在於同一幢大樓裡，譬如嬰兒房就會充滿著喜悅與正能量，而慢性重症病房則會充滿比較負面的能量。

縱使如此，不同人面對相同環境也會產生不同體驗，然而答案也會根據個人的主觀體驗而有不同定論。對於一個想去戶外散心的人而言，若身處於擁擠與惡行叢生的火車站，那麼火車站對他而言就是個負面能量環境；但對於一個趕時間去上班的人來說，火車站卻是個處處皆正面能量的環境，意味著他能夠趕上火車，準時通勤。

但對於靈氣治療師來說，環境的能量品質的確會影響療程效果。因為能量療癒師需要從外在吸收能量進行療程，任何能量和人體能量混合在一起後便產生質變。當我們吸收了雜亂的能量，輸出的能量也不會純正。因此我們最好在乾淨、安全的環境裡引導品質優良的能量，這對氣功師尤其重要。氣功師引導外在能量時不加篩檢，統統把能量吸進身體後再慢慢做處理，導致氣功師輸出的能量品質也需要特別做到品質穩定才行。

氣功能量品質不穩，未必全都是氣功師道行不足之故，很可能是受著環境影響的關係。靈氣治療師雖會篩檢靈氣能量，但也無法隔絕所有紊亂污穢的外來能量。假如我們不顧四周硬著頭皮進行療程，輸出的能量品質又大打折扣，那麼就違反靈療的本意。

說到這裡，便可明白原本是中性的能量，在不同人眼裡可以是好，也可以是壞。若能被善用的話就是好的能量，遭到濫用的話就是壞能量。總歸一句，好壞善惡都是個人主觀標準，真正的好壞需因應不同標準而定論。所以能量好壞是一件很難講得清楚的事。

45. 人人都可以學習靈氣嗎？

人人都可以學習靈氣，但不是人人都可以精通靈氣。大家在學習靈氣前，會先問自己為什麼想學習靈氣嗎？在入學之前，有不少同學的志願是想藉著靈氣自助助人，像是這樣的抱負實在令人佩服，那麼又有沒有想過到底要如何自助助人呢？

相信一般人在學醫時，都希望有朝一日能夠像專業醫護人員一樣，用幾句話或花幾分鐘時間就能夠治好別人的病痛，看似輕鬆，但台上十分鐘，台下十年功，專業醫護人員是受過多年訓練和經過多重考核，甚至花多年時間精研醫學，累積足夠知識和經驗，才能又快又準地開出處方。

靈氣療法也常常被人誤會為靈學和魔法。我相信真的有人可以運用靈學或魔法來治病，但這些奇人異士不多，幾十億中選一。換句話說，像臼井先生的事蹟是連現代科學也無法解釋，我們要學也學不來，那麼Nexte靈氣療法又可以學嗎？

Nexte能量醫學裡的靈氣療法是結合了中、西醫學理論的能量療法，它具有以下三個特點：一、理論和技術能被重覆驗證；二、只要具備相同條件，運用同樣的方法就可以產生同樣的結果；三、它可以被不同人運用同樣方法來學習與反覆驗證。因此，Nexte能量醫學靈氣療法符合了科學的基本條件。

現代科學是已被前人驗證過的靈學，我常說：「靈學則是還未被人類完全成功驗證的科學。」Nexte靈氣療法之能夠做到科學化，其中原因是因為連遠距傳送能量這種「特異功能」也已能被科學方法所驗證。

由此可見，這套技術與知識已有具體可見的效果，能廣泛應用到不同人的身上，還可以重複導引出相同結果，經得起再三驗證，具備科學知識的所有條件。

因此，本學校也可以用科學方法傳授靈氣，讓人人都能用同樣的方式掌握有關技術。但是這並不等於人人都能輕鬆學會靈氣，也不等於人人都能把它快速精通。

情況又正如學游泳，若有人只上過兩堂課，花了一周練習，只學到狗爬式，又算不算學好游泳呢？假如連狗爬式和換氣都學會了，又算不算學好游泳呢？游泳是人類的本能之一，只要花點時間和心力基本上人人都能學會游泳，但學會與學好的標準則因人而異。

也許有人會恥笑花上好長時間才考到游泳教練執照的人，但對於自己花一點時間了只學會了基本技巧就沾沾自喜。這就是學到游泳、學會游泳和學好游泳的差別。坊間充斥著許多勵志演講專家，聲稱他們懂得一些厲害的學習方法，能讓人省花卻一萬個小時便可輕鬆學到一門專業技術，甚至還教人只花二十個小時便可考到一張國際證照。其實考張修課證明跟花上一萬個小時精研學問的過程，跟本無法相比。願意花間持續學習的人才有機會成為真正的專業人士和大師。

想學靈氣的人很多，但付出與收穫永遠對等。若要把這門學問學好，便要付出相對的時間與功夫，這又稱為「宇宙能量平衡法則」。因此，假如有心學習靈氣的話，我會先建議同學不妨先修讀一級課程，體驗一下，看看課程是否適合自己之後，再決定是否深造下去。

深造下去的唯一要求，就是同學必須腳踏實地，用功學習，按步就班地完成每個階段的功課。因為當了靈氣治療師之後，就要理所當然地回答各位學員和個案的提問，假如知識不足，技術不精，經驗又不豐富時，就千萬不要急著當靈氣治療師，否則會有失眾望哦。

46. 為什麼我在自療的過程時常常會覺得愈做愈睏，有時還睡著了呢？

這個現象我們稱之為「靈氣睡眠」（Reiki Sleep），是個很讚的靈療效果。它通常會發生在以下兩種情況：一、個案非常信任靈氣治療師，或者在接受療程時非常放鬆，進入淺眠狀態，類似於在做水療時做到半睡半醒，不時發生；二、個案做靈氣療程時完全放鬆，大腦進入了α波，減低警覺，漸漸進入淺眠狀態，屢見不鮮。

靈氣能量是介乎於〇至三十赫茲的能量波，其中以八赫茲的能量頻率最具療癒功效。這個八赫茲能量頻率就在α波頻率範圍。為了讓個案獲得最佳的療癒效果，做靈療時必須保持安靜，盡量隔絕環境干擾，待在寧靜宜人的氛圍，方便靈氣治療師與個案盡快進入α波狀態，讓靈氣治療師可以持續集中，保持能量品質，也有助個案放鬆和靜心。

不少一級同學剛開始自療時也會常常出現靈氣睡眠，自療不到半個小時就睡著，讓療程斷斷續續，無法一氣呵成。這特別容易發生在運用制式養生手位的時候，初學者擺不到幾個手位就悶到睡著，幾乎人人都經歷過。

睡著了以後我們還要開個玩笑，美化一下事實，提醒自己靈氣睡眠也具有療癒功效，要不就把自己說成是進入深度冥想之中，掩飾自己做到睏倦而眠的事實。新手靈療者常常在自療中途睡著，這就是因為發生了靈氣睡眠的緣故。

資深靈氣治療師就比較不會發生靈氣睡眠。為什麼呢？第一個原因，他要顧及療程進度，沒法放空，也沒法進入睡眠；第二個原因，他已習慣處於α波的狀態，能夠刻意保持清醒直至療程終結，而絕對不是因為要跟個案聊天，忙著建立醫患關係而讓客戶沒法進入靈氣睡眠。

當靈氣治療師待在α波時，他的意識是清醒而放鬆，本身不會進入靈氣睡眠狀態。假如要進入靈氣睡眠的話，他得從α波範圍下調至更深層的θ淺眠波範圍（四至七赫茲），甚至進一步下降至δ熟睡波（零點一至三赫茲）。就算沒有發生靈氣睡眠，單單是待在α波做療癒已有療癒的靈療場域效果了。

47. 靈氣分享是什麼？

靈氣分享（Reiki Share，簡稱：RS）是指由一眾靈氣治療師參加的靈氣療癒活動。一般靈氣分享活動會有以下三種形式：第一種是最原始的聚會模式，由一群靈療者互相提供療癒服務；第二種是由靈氣治療師替外行人提供療癒服務的聚會；第三種是由靈氣學生互相指點練習的活動。其他靈氣聚會模式暫且不在這裡討論。

這裡先談談**第一種靈氣分享會——靈氣治療師為彼此提供療癒的聚會**。這種聚會通常只邀請具有師範資格靈氣治療師和職業靈氣治療師參加。他們平日只接收費工作，只會施展療程，無法享受到由別人提供的靈療服務。這類聚會容許他們體驗療癒，用能量交換服務，互相交流，價值對等。在早年外人是無法參加或參觀這類靈氣分享會。

第二種靈氣分享會—靈氣療癒師為外人療癒的聚會。這種靈氣分享會在新時代靈氣業界非常普遍，目的是讓門外漢體驗靈療服務。負責提供療癒服務的則是來自各門各派的靈氣治療師，程度不一，收費因人而異，有人會象徵式收取一點費用來幫補場地租金。

這種活動也會設置靈療床，每張靈療床一般會安排數名靈氣治療師同時做靈療。在做療程的時候，大家都會談天說地，場面熱鬧，性質屬於那種溫馨和樂的靈氣體驗會。

第三種靈氣分享會—靈氣療癒團體訓練或觀摩活動。這相信是三種靈氣分享會裡最熱鬧的一種。雖然這也具備聯誼性質，但是因為每場團練或觀摩活動都有教學目的，參加者都是來求學的熱心學生，他們又不需要為別人提供療程，所以多半會在旁邊七嘴八舌地湊著熱鬧。在這種情況之下，氣氛熱烈，每個人都得大聲說話才能聽得見彼此。

大部分靈氣分享會每隔一個月或半個月就會舉行一次。每場分享會均設有時間限制，只容許參加者接受單次療程，體驗一下靈療，療效自然無法跟完整療程相比。再者，每場活動的參加者都不一樣，若要延續上一次療程的話，個案便需找到上一位治療師的同門師兄姐妹，或者與素有往來的治療師接力進行，毫無延續性，並不適合進行正式的療程。

目前本學校的Nexte靈療分享會有別於以上三種聚會，活動性質經過細心改良，改善聚會品質。第一個分別，分享會現場必須盡量保持安靜，方便參加者靜心投入，讓大家能保持在α波下體驗療程，提升效果。

另外，在聚會開始前，本學校就會事先篩檢出單次療程的參加者，然後師資便會徵召資深二級靈氣療癒師分工合作，單獨或幾個人同時療癒參加者。

我們還會先要求個案在靈療床上準備，每一位個案由兩位同學跟進，各司其職。若有機會的話，我們還會請參加者在接受靈療前後，接受克理安儀檢測，對比身體於療癒前後的狀態，實證效果。

每家學校的靈氣分享都各有特色，因此在選擇參加那一個靈氣分享會前，就先要了解自己想要參加什麼類型的分享會，有什麼目的，才會不枉此行。

48. 學習靈氣療法與能量醫學的好處和缺點是什麼？

畢竟每人心中的理想與期望都有區別，衡量好壞的標準不一。對你而言是個優點；對他而言可是個缺點。若沒有共同標準，我實在難以客觀評論學習靈氣療法和能量醫學的優劣。各有所好，本來是件無可厚非的事。

對於許多靈氣治療師把靈氣說得天上有地下無，甚至明示暗示心誠則靈的靈療可取代專業醫療服務，我對這種做法實在不敢苟同。我並不贊成靈氣治療師學師未滿就擅自提供醫療建議或服務等等行為，替專業醫護人員擅作主張，凌駕於醫護專業之上。除非他本身也受過專業醫學或護理教育，否則一般只花了十多小時學習靈氣療法的人是絕對無法取代醫療專業。

坊間甚至流傳靈氣能治百病的說法，這類信念非常危險，風險極高。雖然臼井靈氣創始人臼井先生本身具備靈通靈療的能力，但他也不能用靈氣及時自救而中風病逝。靈氣療法的創始人也尚且如此，那麼能力不穩，知識不足的靈療者說話行事就更要量力而為。

本學校期望 Nexte 靈氣治療師要認清靈氣療法與能量醫學的治療範圍與療癒價值，發展靈療能力，輔助主流醫學療法，提升療程效果。基於這個標準之下，學習靈氣療法與能量醫學的優點與缺點如下：

◎靈氣療法與能量醫學的優點

(1) 無入侵性。

(2) 有機無毒。
(3) 操作方便。
(4) 整合性強，可輔助多種療法療癒。
(5) 靈氣能量隨手可得，療程不受資源所限。
(6) 可以進入循證，不易自由心證。
(7) 西醫已逐漸接受靈氣療法與能量醫學，發展機會多。

◎靈氣療法與能量醫學的缺點

(1) 在靈通與醫學知識不夠的情況下會耽誤病情。
(2) 有效治療範圍有限，目前只限於：神經系統、精神狀態、免疫系統、內分泌系統和調節細胞代謝。
(3) 容易助攻排掉無機藥物，影響西藥療效。
(4) 容易影響內置醫療裝置運作，如心臟起搏器。

(5) 有體能限制：患有高血壓或無法靜心的人難以持久專注傳導能量，不適合學習。
(6) 在生活與飲食上需要高度自律；生活壓力大或工作負擔重的人都不適合學習。
(7) 需要花長時間學習。
(8) 靈療者的身體狀況需要符合一定的健康條件，先治好本身有身心疾病再學更合理。

靈氣經過幾十年來的發展，其教育方式與課程內容已今不如昔，一來臼井先生和林忠次郎先生的靈通靈療能力特殊，還有林忠次郎先生的醫學能力都無法傳授；二來歷代靈氣宗師均曾多次刪改課程內容，導致現代靈氣早已不如當年。幸好仍有少數導師對靈氣療法存有信心，致力改善靈氣教育方式，提升療法效用，增添其他人對靈療的信心，讓不少醫學機構把靈氣看作輔助療法，並把它應用於主流醫療體系，輔助治療。

每個靈氣門派的信仰不同，以上是本學校對靈氣療癒的認知，更重要的是我們至今仍然鍥而不捨地試圖把一度失傳的診斷學、治療學、食療草藥學和靈通靈療能力盡量還原，並引用醫學理論進行療癒，集中改善療效。這也是需要花費數以年計的時間來培訓靈氣學生的主因。

Nexte Reiki 能量療法一〇〇問

第四部分：靈氣的技術

不知大家有沒有想過，靈氣真的能夠自然療癒所有疾病嗎？靈氣治療師在靈氣療程裡發揮著什麼功能？靈氣療程到底是如何療癒個案？為什麼學靈氣要接受點化？這個部分將剖析種種關於靈氣療癒的技術問題。

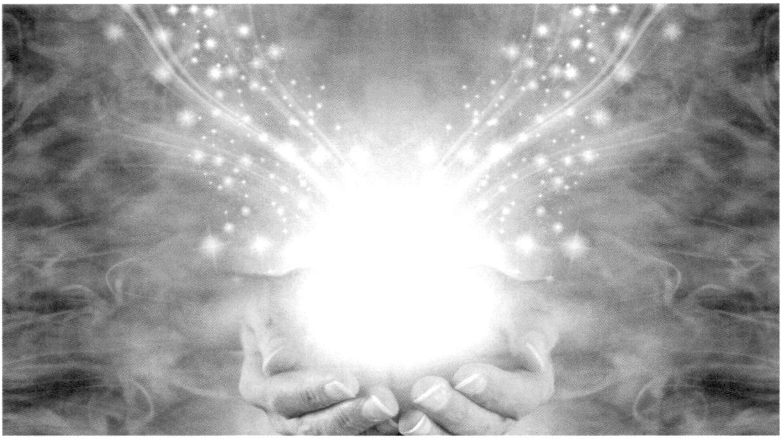

49. 靈氣不是會自行療癒人體嗎？為何還需要由靈氣治療師傳靈氣能量給患者？

為什麼靈氣不能自動治癒百病呢？這是因為它在空氣中太過稀薄，濃度不足以發揮其功效，並無法對人體產生任何效果。這說明它必須要經由靈氣治療師累積到足夠濃度，再傳入人體，才能發揮療效。

靈氣治療師的角色就像負責收集和儲存太陽能的裝置一樣，先收集太陽能，再加以濃縮，經過一系列的轉化過程後才變成電能，為人所用。這解釋了以上問題的前半部分，再來我就解答問題的後半部分。

靈氣治療師濃縮提純靈氣能量的過程斷不能靠想像力完成。原因很簡單，有人能用想像力成功收集太陽能嗎？同樣道理，靈氣治療師收集，提純和傳導靈氣能量的技術也不是靠想像力就可輕易做到，這種能力也恐怕是臼井靈氣在這一百年來最難傳授的課題。

事源相關訓練早已陸續失傳，導致新一輩靈氣治療師也喪失了傳導靈氣能量的能力。而本學校是全球第一家把靈氣能量傳導技術納入教學範圍的學校，專門培訓學生應用靈氣能量的技術，並教育他們運用不同實驗來驗證成效。

我相信各派能量治療師都有他們引導能量的方法，在 Nexte 能量醫學和西式靈氣的訓練裡，靈氣治療師主要是靠頂輪引入能量。這種以脈輪傳導能量的方式是由古本女士於一九七九年引進西式靈氣系統，成為西式靈氣的必要元素。脈輪點化的這個動作也成為了西式靈氣的獨有儀式。靈氣能量經漩渦狀的頂輪引進，提高它的濃度與純度，繼而經過心輪和掌輪傳出靈氣。

整個過程說起來容易，實際上若要掌握有關技術卻絕非易事，必需經過持續訓練，努力摸索，具備足夠知識，方可學會。當學會基本技術之後，就要精益求精，提升穩定性與準繩度，這就是另一個層次的驚喜了！

50. 剛有提到一般人的能量體感應範圍大概是一個手臂的長度，那為何遠距傳送的能量會比現場所傳的能量大而明顯呢？若是遠距做靈療較為專注，那麼為何現場就不能像遠距一樣專注呢？

我曾經在課堂上講到在人與人互相交談的時候，彼此相隔一個手臂的距離最讓人舒服，這又可能是一般人的能量體感應範圍。若體質再敏感一點，當有人跟不熟悉或不喜歡的人近距交談時，感覺便會非常壓迫不適。

遠距能量是由能量體傳到遠方的能量，這與能量體本身的能量感應範圍是兩個概念。遠距能量與某種特殊技術有關；現場能量的感應範圍與個人能量體的敏感度有關。然而個人能量體本身的敏感度可通過特殊技術來改善，不受先天條件所限。

靈氣治療師進行遠距靈療前，可以預先準備環境，阻隔現場的種種干擾，避免因此分心，有助集中精神進行療程。現場的干擾分為主動干擾和被動干擾。

主動干擾包括因舟車勞頓而引致的身心疲憊，以及身處陌生環境所產生的不安與警覺心。被動干擾則包括環境周圍的電磁波噪音等雜訊，與陌生人互動的心理壓力和需要勉強自己適應陌生環境的精神壓力。靈氣治療師在做靈療時需要非常放鬆，讓大腦進入α波，心情平靜，才能有效傳導靈氣能量。

若靈氣治療師舟車勞頓後便要馬上進行靈療，期間還硬要放下戒心，期間熱心跟個案聊天互動，頭腦便自然不時轉成β波，對療程效果大打折扣。因此，遠距靈療比現場靈療更勝一籌。

有人會問說：「現場靈療是做肉身療癒，遠距療癒是做能量體療癒嗎？」這不一定，只要靈氣治療師的技術純熟，無論是遠距還是現場都可以進行針對肉身和能量體的療癒工作。

順道一提，曾經有同學問我說：「大部分靈療者都只能複製他們老師的課程，我要怎樣才能青出於藍？」無論是在靈氣療法還是能量醫學的領域，都還有許多未知的範疇值得我們去發掘，就視乎個人熱誠所在，例如可以研究靈氣能量的傳遞範圍，改善技術的精準度，用科學解釋靈氣的運作原理等等，都是需要後人持續研究的項目，而我們就待有心人加入開墾了。

51. 聽說學習能量醫學有五樣「違禁品」，包括：咖啡、茶、巧克力、酒精和碳酸氣泡飲料。請問點化後也有此禁忌嗎？

本學校做過很多實驗測試，例如先請同學在現場喝咖啡，吃巧克力和喝酒，再量度他們的能量讀數變化，並把實驗結果公布在官方網頁和教學站裡，說明以上違禁品的影響。

實驗發現，攝取這些違禁品的人會不約而同地產生類似的身感，讓脈輪（尤其是頂輪）出現各種狀況，導致他們不能順利引導靈氣能量。

以下實驗是運用克里安儀的氣體釋放顯像技術，量度一般人在攝取禁忌品後的改變，其報告顯示出身體內外的種種能量值變化：

◎喝咖啡後的能量體變化實驗

用克里安儀量度喝咖啡後的能量體變化，方法如下：

一、實驗方法

在二〇一七年七月十四日下午兩點鐘，首先我請自願參加實驗的同學喝下二〇〇毫升的咖啡，並馬上用克里安儀量度他身體的能量值。其後每隔約一小時便再次量度他身體的能量值一次，同樣的步驟重複進行三次，整個實驗為時四小時。實驗在同一天的下午五點三十九分完成。最後比較由克里安儀收集而來的數據，探討喝咖啡對人體的能量值有何影響：

喝咖啡的能量測試我們做過不少，例如測試喝咖啡後同學能否傳引靈氣能量給一杯水。鑒於咖啡是靈氣治療師的罩門之一，所以我們很常遇到新同學聽到忌喝咖啡後哀鴻遍野的情況。這裡的實驗是特別針對同學能量體的能量值變化而做的測試和記錄。

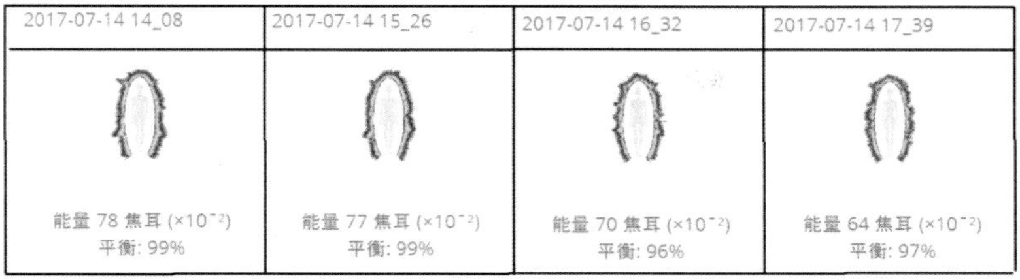

2017-07-14 14_08	2017-07-14 15_26	2017-07-14 16_32	2017-07-14 17_39
能量 78 焦耳 (×10⁻²) 平衡: 99%	能量 77 焦耳 (×10⁻²) 平衡: 99%	能量 70 焦耳 (×10⁻²) 平衡: 96%	能量 64 焦耳 (×10⁻²) 平衡: 97%

【圖表 8】喝咖啡後同學身體外圍能量場的變化

【圖表 8 說明】喝咖啡後同學身體外圍能量場的能量持續遞減

【圖表 8 出處】蘇菲亞國際身心靈研究所

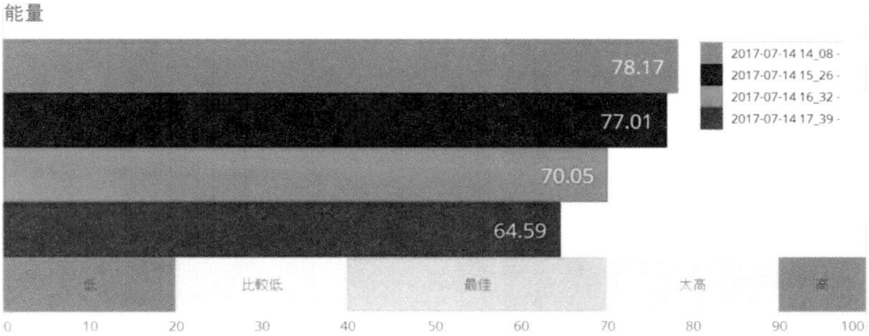

【圖表 3】同學喝下 200 毫升黑咖啡後 4 小時內的整體能量值變化

【圖表 3】同學喝下 200 毫升黑咖啡後 4 小時內的整體能量值持續遞減

【圖表 3 出處】蘇菲亞國際身心靈研究所

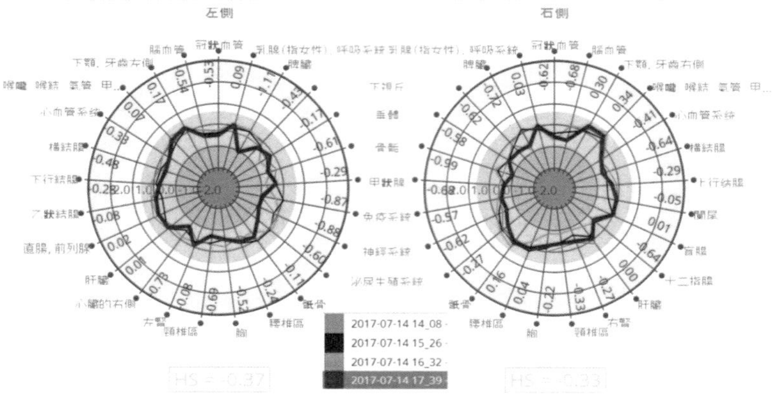

【圖表 9】同學喝過咖啡前各組織器官的內在儲備（自癒）能量圈變化

【圖表 9 說明】上圖是各組織器官的內在儲備（自癒）能量圈維持在中位水平

【圖表 9 出處】蘇菲亞國際身心靈研究所

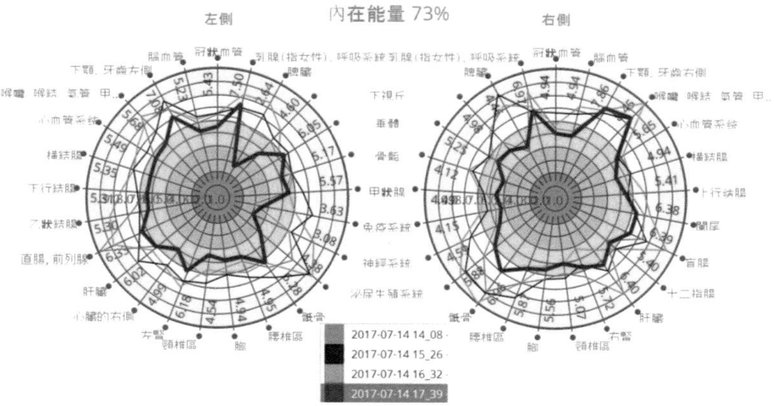

【圖表 10】同學喝過咖啡後各組織器官的內在儲備（自癒）能量圈變化

【圖表 10 說明】上圖是各組織器官的內在儲備（自癒）能量圈，隨著喝完咖啡後的時間：2 點、3 點、4 點到 5 點，越久的時間能量圈越縮小

【圖表 10 出處】蘇菲亞國際身心靈研究所

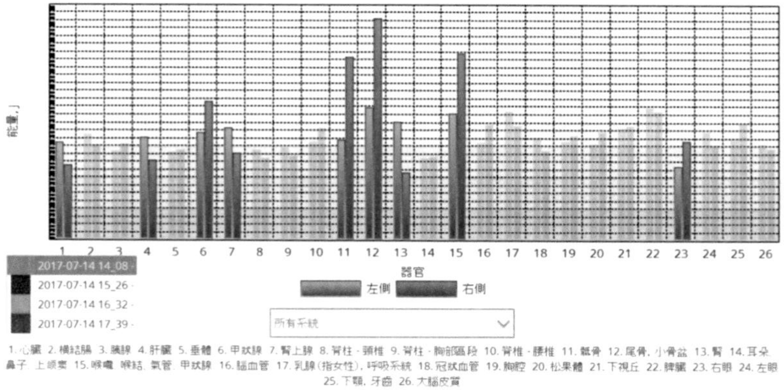

【圖表 11】同學喝咖啡前的左側能量、正面能量與右側能量的變化與比較

【圖表 11 說明】同學喝下 200 毫升咖啡前，左右內臟的能量值比較不平衡

【圖表 11 出處】蘇菲亞國際身心靈研究所

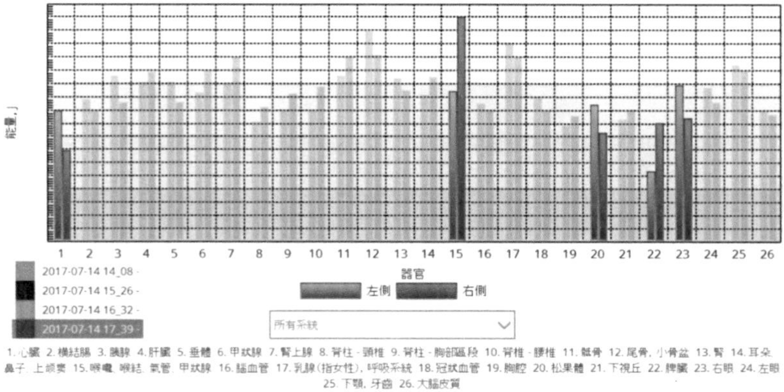

【圖表 12】同學喝咖啡後的左側、右側內臟能量平衡比較

【圖表 12 說明】同學喝下 200 毫升咖啡後，左右內臟的能量值比較平衡

【圖表 12 出處】蘇菲亞國際身心靈研究所

二、喝咖啡的實驗結果

能量體的能量如預期下降，能量體的平衡降低，肉身能量減少有限，肉身能量平衡更好。

三、實驗討論

本實驗是在二〇一七年七月十四日下午兩點進行。同學剛喝完約二〇〇毫升的黑咖啡便做了一次能量測試。

然後我們每隔約一小時再做測試，期間沒有進食或飲水和咖啡，也未作任何接地（意指借連結地面來平衡個人能量的動作；

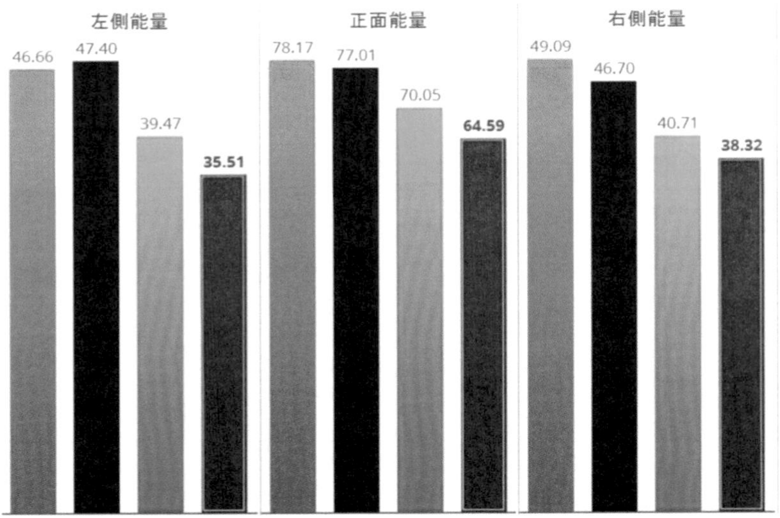

【圖表 13】同學喝咖啡後的左側能量、正面能量與右側能量的變化與比較

【圖表 13 出處】蘇菲亞國際身心靈研究所

英文：Grounding）和能量工作。

喝咖啡會暫時提高體力，但它也會降低能量體與肉身的能量值。

52. 遠距點化做出的效果會有所不同嗎？

這個問題問得很好。傳統的點化程序通常包括四小次點化和一次大點化。我個人在十七年前也是速成靈氣班出身，不管是四小次點化還是一次大點化都被做過好幾次。

四小次點化分別是在新世紀（New Age）靈氣一級和二級課程裡進行。每次在團體裡接受點化，若扣掉儀式的主要時間，每人平均只花兩到四分鐘，分四個時段便可做完。一次大點化會是在師資班裡一次做完，包括儀式，整個團體平均十人的點化過程總共只需四十到四十五分鐘。每個派別的點化方式都不一樣，各有標準，但是在 Nexte 能量醫學和 Nexte 靈氣療法的課堂裡就不做儀式，因為光為一名學員做點化就需要花上大約四十分鐘，為了不占用其他同學的課堂時間，同學需另約時間單獨進行遠距點化。

至於為何臼井先生當年為何會在鞍馬山上突然受到點化的記錄也不多。若以能量學的角度來推論，可能是因為臼井先生經過靜坐冥想三年後，再空腹淨化二十一日，導致他肉身的干擾大減，對能量的敏銳度提到最高，點化效果也最顯著。相反現代人習慣大吃大喝，身心疲憊，點化效果也自然跟臼井先生的大相逕庭。

經歷百年演變，相信現存的點化技術早已大不如前。正因如此，我在 Nexte 能量醫學和 Nexte 靈氣療法的點化技術下足功夫，研究如何發揮一次大點化的最佳功效，以免點化流於形式，淪為口惠。

各家點化技術總有多少不同，取決於靈氣導師的目標與學識，效果也因導師與學生之間的配合而有差異。導師的技術固然重要，但也要學生主動配合，效果才能相得益彰。假如學生在做點化前後舟車勞頓、飲食不節、攝取違禁品、身心疲憊、精神緊張，或情緒總在崩潰邊緣，那麼點化的效果肯定會大打折扣。

Nexte 能量醫學和 Nexte 靈氣療法大多只做遠距點化，其中目的是讓學生待在安全、安靜與安心的環境，避開任何外界干擾，免得奔波勞累，讓精神放鬆，提升點化效果。

Nexte 能量醫學和 Nexte 靈氣療法主張進行遠距點化的原因就在這裡。縱使有不少人抨擊遠距點化，這可是要分成職業道德與技術兩個層面來討論。

順道一提，臼井先生當年的點化也是遠距點化。根據記載，因為當時現場並無他人，臼井先生是突然被點化。再來，既然遠距療程可行，應用類似技術，進行遠距點化也應該可行。然而站在職業道德角度來看，有人認為接受遠距點化容易受騙，在現場點化眼見為憑，便不會受騙了。雖然現場點化可親眼看到老師本人操作，但也難以眼見為憑啊。

試想想初學者對點化毫無認識，假如不論四小次點化還是一次大點化通通都變成一次小點化來進行，他也只能眼睜睜看著老師操作，深深相信點化會有所成效，也不能辨別真假虛實，所以職業道德問題不在於點化距離。

在技術方面就更難說得清楚了。即便我們都坐在老師面前，我們又怎樣確定他真的清楚每一個動作的意義，是認真的開通能量管道還是照樣畫葫蘆呢？是真是假就只有老師本人心知肚明。除非人人都有一部能量儀來監控整個過程，測量成效，否則不管是接受遠距點化還是現場點化，誰也不能咬定誰真誰假。

53. 有辦法證明人體能量、靈氣能量和想像力之間的差異嗎？

以上三種概念的確有別。明辨人體能量、靈氣能量與想像力之別就是 Nexte 靈氣療法一級同學的基本功。如要解釋千言萬語，不如帶動作；若要帶動作，不如驗證不同。我們多年來所做的測試多如牛毛，目的是協助同學區分以上三種概念。

以下實驗是學院裡比較經典的測試方法之一：從量度清水的能量值變化來顯示靈氣能量、人體能量與想像力的分別。

一、實驗目的

用克里安儀量度清水的能量值變化來區分人體能量，靈氣能量與想像力之間的差異。

二、實驗方法

(1) 用克里安儀量度同一杯清水的持續能量變化。實驗一共分為三場測試，每場為時二十分鐘，期間需用克里安儀記錄清水的能量數值。

(2) 第一場測試：研究對象需傳人體能量到水中（結果以橘色線表達）。

(3) 第二場測試：研究對象需傳靈氣能量到水中（結果以紫色線表達）。

(4) 第三場測試：用想像力或兩手一擺，看靈氣能否自動流到清水中（結果以綠色線表達）。

三、測試方法解讀

每一種顏色分別代表一場測試，每場測試會按照以下五個連續階段進行：

(1) 讓克里安儀量度靜置清水的能量變化，這為測試的空白對照組（四分鐘）。
(2) 傳靈氣能量到水杯，這為測試的實驗組，簡稱：R1（四分鐘）。
(3) 重覆步驟二，這也為測試的實驗組，簡稱：R2（四分鐘）。
(4) 讓克里安儀量度靜置清水的能量變化，簡稱：Std1（四分鐘）。
(5) 讓克里安儀量度靜置清水的能量變化，簡稱：Std2（四分鐘）。

在其後兩場實驗裡重覆步驟一至五，並在步驟一至二裡分別轉用人體能量和想像力取代靈氣能量測試，看看它能否改變清水的能量值。最後對比這三場測試的結果。

設置實驗組一組和實驗組二的目的：用來分別測試三種不同能量傳入水中的情況，並記錄能量的累進情況。

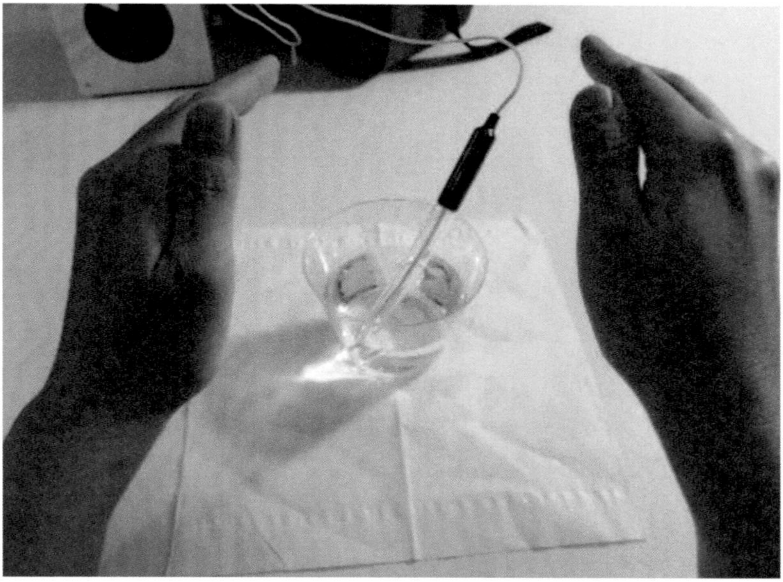

【圖表 14】傳水實驗裝置

【圖片 14 說明】雙手擺在水杯上方，相距一張面紙的距離，進行測試，同時避免體溫影響檢測數據。

【圖片 14 出處】蘇菲亞國際身心靈研究所

設置 Std1 和 Std2 組目的：分別測試三種不同能量在水中流失的情況。

四、實驗結果

(1) 人體能量分布區域最廣，但強度最弱。解釋：在體內的人體能量是要比靈氣多的。

(2) 引用靈氣能量分布區域其次，但強度較強。解釋：我派所用靈氣引傳技術傳導的靈氣能量比較濃，所以其強度也比較強。

(3) 用想像力或兩手一擺，任靈氣自行流到該流之處，清水的能量值全程沒有變化。解釋：用想像力或兩手一擺，靈氣不會自行流到該流到的地方。

(4) 可以在報告中看見人體能量跟靈氣能量有互相混雜與分開的情況。

為了證明以上實驗方法的確能夠協且同學區分以上概念，掌握有關技術，我在這裡附設兩位同學進行同一實驗的結果，以供大家參考。

G同學的實驗結果：同時對比傳導靈氣能量、人體能量與想像力於清水的能量變化。

G同學的實驗結果分析：

» 第一段：初始空白靜置組（紅線 Blank 與 R1 之間）。觀察：水杯旁的人體能量（橘色線）已經從環境中進入水杯了。

» 第二段：靈氣能量、人體能量與用想像力產生的能量分別傳入（紅線 R1 與 R2 之間）。觀察：可見傳導人體能量令清水的能量值大增（橘色線）；傳導靈氣的清水能量值居中（紫色線）；而用想像力的清水能量值沒有產生變化（綠色線）。

» 第三段：再次量度靈氣能量、人體能量與用想像力產生的能量分別傳入（紅線 R2 與 Stand1 之間）。觀察：如果沒有掌握好分別傳導靈氣能量與人體能量的技術，傳出來的能量就會出現兩種能量值互相混雜的情況，並有可能把這種兩者混雜的能量傳入水杯之中。

» 第四段：能量流失情況（紅線 Stand1 與 Stand2 之間）。觀察：可見一旦停止傳導人體能量，人體能量會馬上驟失（橘色線）；而靈氣能量讀數緩降，能量會保存於水中約一分鐘（紫色線）；用想像力來傳能量的清水能量值則全程無變化（綠色線）。

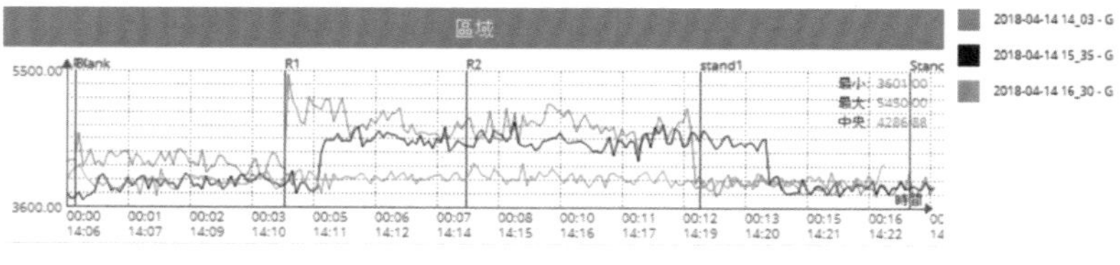

【圖表 15】G 同學傳水實驗結果

【圖片 15 出處】蘇國亞國際身心靈研究所

P同學的實驗結果：同時對比傳導靈氣能量、人體能量與想像力於清水的能量變化。

P同學的實驗結果分析：

» 第一段：初始空白靜置組（紅線 Blank 與 R1 之間）。觀察：水杯旁站著人，讓微量人體能量（橘色線）從環境中進入水杯之中了。

» 第二段：靈氣能量、人體能量與用想像力產生的能量分別傳入（紅線 R1 與 R2 之間）。觀察：可見傳入人體能量令清水的能量值大增（橘色線）。P同學初期傳靈氣時技術沒掌握好，清水能量值在第五分鐘（紫色線）；才隨後上升；用想像力（綠色線）不能讓清水能量值產生無變化。

» 第三段：再次量度靈氣能量、人體能量與用想像力產生的能量分別傳入（紅線 R2 與 Stand1 之間）。觀察：實驗末期出現人體能量跟靈氣能量值混雜的情況。

» 第四段：能量流失情況（紅線 Stand1 與 Stand2 之間）。觀察：因P同學停止以任何方法傳出能量到水裡，水裡的人體能量（橘色線）跟靈氣能量（紫色線）讀數馬上驟降，而用想像力（綠色線）全程沒有明顯變化。

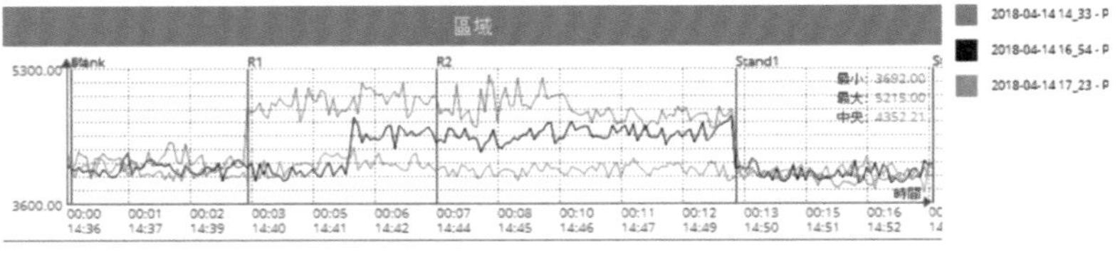

【圖表 16】P 同學傳水實驗結果

【圖片 16 出處】蘇菲亞國際身心靈研究所

54. 若已經有手感或身感的人，經過點化之後會和之前有什麼差異性？

有人把點化的定義為入門儀式，也有人把它定義為開通脈輪。這裡先講一個事實，只有西式靈氣的教學裡有脈輪概念。因此，我把在西式靈氣和 Nexte 能量醫學裡的點化定義為調整學生脈輪性質的過程，相信這個解釋更符合現實。

林忠次郎先生教靈氣時，並沒有在脈輪上做點化的概念。到一九七九年後，有關概念才由高田女士的孫女古本女士引用到靈氣教學。

自此之後，西式靈氣導師才開始在脈輪上做點化。正因如此，會否用脈輪來做點化也是日式與新時代西式靈氣的最大分野之一。在這裡還要特別解釋一下，西式靈氣來自林忠次郎先生醫師，但他有兩位前後期女弟子：赴美的高田女士，和留在日本的千代子女士。前者的西式靈氣走上新世紀靈氣的路線，脈輪觀念在古本女士時代加入。後者千代子女士的西式靈氣則沒有脈輪觀念。

縱使日式與西式的點化方式和習慣都不同，但兩派異流同宗，點化的本質也理應相同。美國國家衛生總署二十年來皆有刊載相關靈氣研究，參與研究的對象幾乎都是美國本土的西式靈氣治療師，實驗有成功的案例，但也有失敗的案例，但只要有成功的案例出現，便可說明脈輪點化也是有效的點化方式，個案失敗的主因也有很多，未必跟脈輪點化有關。

再者，當我們已經知道點化是怎麼一回事，便會意識到點化與身感和手感無直接關係。假如我們在接受點化時不知要觀察什麼，又不會使用靈氣，就算在有身感和手感的情況下被人點化，也不會體會到什麼特別差異。

55. 靈氣能量是如何流進人體和從手掌傳出的呢？

按照 Nexte 靈氣療法的傳導技術，靈氣能量是經過頂輪引進大腦，把靈氣能量累積到足夠濃度之後，就可以經掌輪傳出，療癒身心。

由於大氣中的靈氣能量過於稀薄，導致它根本沒無發揮任何療效。若是在這個狀態下的靈氣都可以療癒身心的話，那麼它便可以自動療癒天下間的人，世上就沒有病人了吧？事實則不然。

太陽能量的存在並不會自動轉化成電能，就算它會照射到任何一個角落也不能產生如電能般的效果。除非有一個太陽能轉換器，把太陽能量轉換成電能，然後通過特定機制把電能引流到機器，驅動機器運作，這才是太陽能可以轉化為電力的關鍵條件。

因此，若要靈氣發揮療效，必先有機制把能量轉化，再把能量引到患處。這個轉化過程也是靈氣治療師的功能之一。靈氣治療師扮演著「能量濃縮器」的角色，負責引導與濃縮靈氣能量，把這種具有療癒效果的能量傳到個案身上，療癒特定的身心問題。但凡靈氣治療師引導特定頻率範圍的能量時，整過程就有收集和濃縮能量的意味了。

接下來，靈氣治療師需使用適當的技術，把靈氣能量跟人體能量在體內分隔。如果靈氣治療師沒有將能量分隔的技術，靈氣能量一進入人體，就會馬上跟人體能量混在一起。若在此時任其流到該流的地方，從雙手流出去的能量也不再是單純的靈氣能量，而是一種混雜了個人能量的能量混合物，極不純正。

如果想了解更多技術細節，可參考第53題「從量度清水的能量變化來顯示靈氣能量、人體能量與想像力的分別」裡的實驗結果。這個實驗結果並非出於偶然，是累積多年經驗，再經過多次研究所得出的研究成果，技術絕對經得起考驗。言歸正傳，以上問題其實需要分成三條問題來逐一解答：

(1) 靈氣能量會自動流入人體嗎？
(2) 靈氣能量會在人體之中而又不跟人體能量相融嗎？
(3) 靈氣能量能自動流出手掌嗎？

「靈氣能量會自動流入人體嗎？」其實很有趣。一般有學過靈氣的人都會聽過「靈氣能量就像空氣一樣無所不在。」若是如此，那麼為什麼平常人不能隨意引導靈氣來治療疾病呢？也許靈氣能量可以通過呼吸進入身體，但人體也未必能夠把它直接吸收，更莫論發揮療效。

就算人體真的可以通過氣體交換來吸收靈氣，每個呼吸為時六至八秒，每次呼吸中只有約百分之二十的氧氣能被人體吸收，那麼比氧氣更稀薄的靈氣又會被人體吸收多少呢？至於靈氣能量可從頭頂或頂輪自動流入身體的概念，其實很曖昧又似是而非。

這句話不至於全錯，但卻又包含了很多錯誤的細節在其中。雖然頂輪可以放大靈氣的流通量，但靈氣並不會自動跑進頂輪裡頭。

「靈氣能量會自動流入人體嗎？」恰當的答案也許是「**靈氣能量會自動流經人體的。**」

「靈氣能量可能在人體中不與人體能量相融嗎？」靈氣能量跟人體能量雖然不同，但兩者絕對能夠自然相融，所以靈氣才有療癒作用。正因如此，靈氣治療師才能用靈氣能量來調和人體能量。說到這裡，大家可以知道靈氣能量類似 WIFI 電磁波或太陽能，雖然能夠穿越人體，但並不會自動流入身體或待在人體。

事實上，靈氣治療師每次能吸進身體的靈氣能量有限，若沒有特殊技術的話，吸入人體內的靈氣能量便會馬上跟人體能量互相融合，無法分隔，或直接流過。這些就是靈療者需要學習的基礎技術之一。

「靈氣能量會知道自己要從手掌傳出去嗎？」承接以上兩個問題，可見靈氣能量雖然會按物理原理造成流動方向，但真的沒有自我意識，也不會思考，更沒有智慧思考決定要流到什麼地方去。

與此同時，在沒有特殊技術分流之下，進入人體後的靈氣能量便會馬上跟人體能量融合，再難分隔。基於以上兩點推論，我們可以知道靈氣並不會自動從掌心流出去。若靈氣真能擁有自我意識，自行流動，這個概念也甚不合理。這就像形容太陽光能自動跑去屋頂，繞過太陽能板，還知道自己要變成電能，進入電線管路，好讓這家屋主有電力可用的說法一樣。靈氣能量跟太陽能都只是能量的一種，沒有意識和智慧，所以我們也沒必要把靈氣能量神化。

56. 為什麼喝咖啡會影響靈氣點化？

這條問題的答案與脈輪系統有關。我經常提醒學生身為靈氣治療師就不要喝咖啡。這幾年本學校通過實驗發現，咖啡雖然可以快速提升肉身能量，用以提神，但卻會嚴重耗損能量體的能量。另外，頂輪和手輪是靈療的常用脈輪之一，咖啡因會對頂輪和手輪產生明顯的負面影響，導致靈氣治療師難以引進與傳出靈氣，無法進行靈氣療程。

肉身和能量體的能量雖可以同步，但也有不同步的情況。咖啡因對脈輪的影響跟其濃度有關，至於它會如何妨礙靈氣治療師，答案取決於能量工作的性質。其實我們單做冥想就可以提升自身能量，實在不必通過喝咖啡來提升自身能量。喝咖啡能夠提神的原理，在於咖啡因的結構跟腺苷（Adenosine）非常相似。

腺苷是一種身體的代謝物，會在大腦累積。當累積到一定程度時，會與腺苷受體結合，驅使動物睡眠。

但攝入咖啡因後，咖啡因會與腺苷互相競爭受體，導致腺苷不能正常與腺苷受體結合，讓人不感疲倦，保持精神。

另外，這種抑制作用還會讓細胞維持活性，提高心率和多巴胺分泌量，增加呼吸率與心肌收縮率，興奮神經，提升活力，減少大腦供血，保持人體機能清醒，儲存疲勞，直到一定時候才一次釋放。當喝咖啡後，能量體的能量則會大減，要等咖啡因代謝或失效後，才會慢慢回升。

如果有人要接受靈氣點化，他則需在點化前後保持全身能量暢通，以免影響將被點化的脈輪。換句話說，喝了咖啡再做點化的話，點化成效會大大減低。

另外一個重點就是，咖啡因影響不能被快速代謝，只能等身體慢慢代謝乾淨。即便我們可以通過接地技術來排走這些能量，但這個接地方式就不能代謝如咖啡因這類化學物質。

一般年青人排清咖啡因影響需時至少兩三日，靈療者則需時一兩日，連資深的全職靈氣師資也要最少六個小時才能把體內的咖啡因代謝乾淨。

一般靈療者可通過身體的生化作用和靈療技術代謝咖啡因影響，年齡越大，技術越好，代謝越快些。基於以上發現，靈療者喝過咖啡之後，就必須待脈輪和能量體回復平衡之後，方可進行能量工作。

這些基本觀念，是我們在進行點化前會先講解清楚的。

57. 靈氣治療效果會不會因為本身意念渾濁、不專注而受影響？

這個問題需要拆開來談。首先，我們先釐清治療與療癒的分別。在本學校的理解裡，治療受醫療法保護，應由專業醫護人員來執行；療癒可由靈氣治療師執行，不以治療病症為目標。

至於在靈氣治療師的立場，做靈氣療癒時會不會因為個人本身意念渾濁，不專注而影響療程效果？答案明確且肯定：會有影響。

大家試想想，只要靈氣治療師把靈氣傳到個案的身體，它便會立即跟個案的人體能量混在一起，產生分子共振現象。靈氣能量沒有意識，也沒有魂魄，不會自動進入並待在靈療者的體中，也不會與人體能量自動分離，更沒法主動跑去掌輪，必須通過意念引導。所以靈氣治療師就需要高度專注，運用意念來引導靈氣能量，保持靈氣能量與人體能量的分開。因此，萬一靈氣治療師稍不集中，技術不到位，就無法引導靈氣，影響療癒品質。

再者，最好的靈氣能量頻率在八赫茲左右，也是α腦波區段範圍的能量頻率。若大家都有做冥想把腦波調至α波的經驗，就知道環境安靜、安全有助集中精神。這便可以解釋為何導師為學員做點化前，需要先確保環境安靜、安全，幫助倆人靜心，借此提升點化效果。

那麼個案在接受靈氣療癒的時後，又會不會因為他本人意念渾濁、不專注而受影響？答案是明確且肯定的：不會。只要個案保持情緒平和，意念溫和，縱使他意念渾濁，雜念太多或心情不好，但大腦仍保持在α波的話，那麼他還是可以接受點化，其意念不會影響點化和靈療效果。他的想法也不影響靈氣治療師的狀態。

意念渾濁四字語意含糊，不是很好解釋。一般人在α波也可以做日常家務。當年臼井先生長年禁食靜坐，即便他曾感到絕望喪志，最後也能成功接受點化。雖然至今仍沒有可靠歷史記錄解釋他為何會在鞍馬山上蒙受感召，但他在事後的確感知到靈氣的存在。

我相信是因為他一直保持在冥想狀態，情緒平和，導致他的點化很有效果。雖然現代的西式靈氣與 Nexte 靈氣的點化主要在脈輪上進行，只要學生的腦波處在α波之中，點化效果也不會受到個人雜念影響。雖然如此，處於α波也會讓人的防禦心與警覺性降低，所以靈氣治療師在進行點化時，會要求學生在過程裡確保個人身安全，避免駕駛或外出，在過程裡保持安靜即可。

58. 除了控制飲食之外（如戒食巧克力、咖啡和茶等等），還有注意什麼地方來減少干擾？

一般靈氣治療師都會注意個人的身、心和能量體的狀態，避免受到干擾。可是能夠影響個人狀態的因素實在太多，就連會干擾肉身能量的飲食跟干擾能量體的飲食都未必相同。因此，這裡很難用三言兩語來仔細回答以上問題。

所幸的是，大部分對肉身有益的飲食和生活習慣都對能量體有益，例如：食用安全乾淨的食物，保持良好的飲食習慣，選用健康的烹煮方式、保持生活環境乾淨舒適，作息定時，生活規律等等，都有利於肉身和能量體的能量狀態，同時避免諸多干擾。雖然這些都是老生常談，但說易行難。

有人會想藉靈氣治療來補充能量，或者用靈氣來阻隔各種能量干擾，補充肉身體力等等，其實都是對靈氣療法的誤會。靈氣能量不能補充體力，也不能被人當成是「白光」來保護自己。常聽說有人會用靈氣來點化鈔票招財或改善運氣，都是對靈氣療法的嚴重誤解。因為靈氣是「有機能量」，只適合用來療癒有機、有生命的動植物而已。當我們明白這個道理，就不會誤用靈氣療法了。

靈氣治療師之所以要時刻關注個人身心健康，無疑是讓自己成為一個乾淨的能量媒介，利用身體作為傳送靈氣的管道，發揮靈氣治療師的應有功能，確保療程品質。

當靈氣治療師掌握精神念力、自療技術和基本診療技術之後，當他們的肉身健康稍有狀況，不適宜進行療癒，他們也許可以憑這些技術來彌補肉身健康的不足。但若他們的能量體或脈輪不健康的話，就無法傳導能量，難以進行療癒。因此靈氣治療師的首要工作是維護脈輪、肉身、心理和能量體四方面的健康。若沒照顧好身心，學好能量學，又不會保養脈輪，再加上技術參差的話，靈氣治療師就無法保證靈氣能量品質了。

每個人的脈輪狀況都有差異，脈輪也不會照書上所畫的一般都長的整齊有序。各家保養脈輪的方法也不盡相同，沒有統一說法。由認識脈輪、維護脈輪、善用脈輪和避免脈輪受到干擾等等，各門派的處理手法都有多少區別。

有些門派的知識雖然全面，但仍無法一步到位。在學習能量醫學的時候，學生務必擺脫用想像力來評估肉身與能量體狀況的習慣。假如學生能自覺把能量管道顧好，就是一個不錯的開始。

59. 若在點化後身體某個部位出現淨化排毒症狀，這是否跟附近的脈輪有關？譬如說點化後出現的胸悶和咳嗽，這是否都跟心輪和喉輪有關？

首先我們要把肉身跟能量體的狀況分開討論。當身體出現淨化排毒現象，這有可能跟能量體有關，但不是必然，兩者或許並沒有因果關係。再來，當我們觀察到身體出現任何狀況時，便要了解它是由什麼因素引起。這一點也是 Nexte 靈氣療法一級與二級能量醫學的分野。

除此之外，脈輪有大有小，除了那七個最常被人談及的脈輪之外，還有許多小脈輪跟穴位一樣遍布全身。西式靈氣療法裡原本沒有脈輪這個概念，是一直到了高田女士的孫女古本女士那一代，才把脈輪這個概念融入西式靈氣，用於點化。自此之後，西式靈氣一般在頂輪與掌輪之上進行點化，而我派則比其他派別多點化幾個在靈療時常用的脈輪而已。

那麼出現在肉身的淨化排毒反應，又跟脈輪有關係嗎？點化後的淨化排毒反應沒有特定徵狀和規律，在點化後身體出現許多反應，也毋須過分緊張，因為這是常見的反應。這就像有人一段時間沒有好好洗浴，當他沐浴之後，便會馬上感到乾淨舒爽，他自己也會感受到各種久違的清新感受。

這些清爽感覺只是因為身體由骯髒變得衛生而來，非常平常，沒有什麼對或不對，正常不正常之分。這又宛如當人久久未有刷過牙齒，刷了牙後便有口氣清新的感覺，有時牙縫稍微出血，均屬正常現象。

淨化排毒會隨著不同環境、療癒階段和身心狀態而有不同方法和技巧，例如淨化技術就有點化後的淨化、療癒後的淨化和排毒後的淨化三種，而且身、心、靈和環境各需要不一樣的淨化排毒過程。

由此可見，淨化排毒的方式多變，內容豐富充實，非常值得我們期許。新生在入學後，就要先修讀淨化排毒課，讓所有關於淨化排毒的疑問獲得解答之後，才會受到點化，進入為時二十一天的淨化排毒期。

60. 你說過能量人要盡量避免攝取五種禁忌飲料，因為它們會耗減人體內在的能量。若我們無法避免要攝取這些飲料的話，又該如何自行補充能量？

在討論跟能量有關的話題時，可以運用以下五個標準來描述能量，包括：**能量的品質、能量的量、承載量、流通量和應用方法**。清晰具體，方便交流。而這條問題所關心的是，如何增加人體能量的量。

人體之內有多少能量，一般可以分為兩個層面討論：肉身的體力和能量體的能量。肉身的體力可以通過攝取健康的食物或休息來補充；補充能量體的能量就比較抽象，通常靠氣功，到乾淨的環境休息，感受一下大自然，或運用能量療法，便可快速補充。能量體的能量可以來自肉身，但肉身能量也不一定是能量體能量的唯一來源。

能量體的能量不能完全替代肉身的體力；而肉身的體力也不能替代能量體的能量。兩者雖有交疊之處，但又沒有直接關聯。這兩類能量可以互相影響，但它們的性質、功用、作用速度與應用方式並不相同。

簡單舉個例子，我相信每個人都有過以下經驗，當我們聽完某人發飆或大吐苦水，感覺便會格外疲倦。雖然這不是什麼體力勞動，但卻叫人累得半死。這是因為在聽別人訴苦之時，我們也在運用大量能量體的能量來抵拒對方強大的負面意識，這種疲乏明顯與體力無關，但卻跟能量體的能量有關，可見兩者沒有直接關係。

五種禁忌飲料的確會消耗能量體的能量，但一般人可以通過接觸大自然，用氣功或其他能量療法來補充消耗掉的能量。雖然大家對以上方法都並不陌生，但各有優缺。對都市人而言，去大自然補充能量並不容易，一來一回，舟車勞頓，很可能便把剛補充回來的能量再次消耗，白忙一場。

另外，能夠練成氣功的人不多，若缺乏毅力和熱情，平常人根本無法掌握有關技術。最後，願意花長時間學習能量療法的人也不多。若不能持續專注學習，對能量療法欠缺深入了解，也無法學以致用。

再者，靈氣能量無法直接替代體力，就算靈氣治療師懂得吸收靈氣能量，但也無法用於補充體力。靈氣能量與人體能量的性質有別，前者只能用於療癒，後者是經由身體呼吸作用所產生的生物能量，雖然可以相融，兩者無法互相替代，就像我們不能把吃藥當吃補一樣。

那為何做自療會有恢復體力的功效呢?這是因為當靈氣治療師運用正確的技術引靈氣能量時，他的大腦便會進入α波的狀態，也就是在療癒波或冥想波之中。這個腦波範圍有助人體的內環境進入休養狀態，變相有恢復體力的效果。

61. 之前上過短期靈氣課程，會用靈氣符號引導能量，請問 Nexte 能量醫學也會傳授靈氣符號嗎？

在世界有數百種靈氣療法，基本上只要是臼井靈氣的支派，不管跟什麼概念結合，就少不了點化和靈氣符號這兩大課程單元。Nexte 能量醫學是以西式靈氣技術為基礎，當然會傳授靈氣符號。

在西式靈氣和 Nexte 能量醫學裡，靈氣符號主要應用於療癒之上。靈氣符號究竟是什麼呢？它實際上是一種引導靈氣能量的工具。假如我們比喻靈氣能量為水，那麼靈氣符號就是水龍頭，負責水流的方式。

靈氣治療師不能用想像力來發揮靈氣符號的功能，因為它們必需要經過特別技術來驅動，單靠大腦想像出來的靈氣符號，不費幾秒鐘便在腦海中煙硝雲散。靈氣符號的應用範圍也只限於有機體，因為靈氣能量只能有機體產生作用。

我曾試過用靈氣符號來疏導交通阻塞，偶爾還會非常成功，叫我驚喜萬分。但多試幾次之後，我就發現這種成功機率叫做巧合，是美麗的誤會，我也只好摸摸鼻子，把這條傳說用黑筆從筆記本裡劃掉了。

靈氣符號是精神念力的引導象徵物，也是不同群體意識能量的汲取處。只要知道這一點，不再把靈氣符號看成是神話傳說般的誇大功效時，才有助於靈氣治療師去善用它的實際功能。

各派都各有一套基本的靈氣符號，對符號的解釋與應用方法或許各有不同，畢竟臼井先生在創派時並沒有為每個符號申請專利和版權，人人都可以把符號隨意改版。

隨著時代進步，資訊爆炸，靈氣療法也陸續被後人加添各種新功能。今天多個靈氣派別百家爭鳴，靈氣符號由最原本的三個已爆增至上百個，成為了現代靈氣療法產業特色之一。

62. 之前上過短期的靈氣課程，已完成全階點化，若現在重新接受點化，會有哪些不同之處？

點化的效果受許多不同因素影響，因人而異，很難一概而論。這個問題可以從靈氣師資和學生兩個層面討論。這視乎靈氣師資有否受過正式而完整的訓練，他的點化能力與技術又是否達到專業水平？學生是否有在事前主動配合，確保點化效果不受干擾？不同因素都能影響點化效果，這不是用三言兩語就能解釋清楚的問題。

因此，不論是哪一位靈氣師資替你進行點化，每個人的施作效果都有差異，就算由同一位師資為同一人進行幾次點化，他每次點化的效果也有區別。

點化的效果會因應不同人的狀態、環境和時間等等因素而有不同，分別之多，實在難以簡單比較，假如要把所有因素一一分析，恐怕要講上幾堂課了。

那麼我們有沒有必要重新接受點化呢？我讀過一篇文章，內容是說在臼井先生執教的年代，靈氣學生會被鼓勵重新接受點化，用以維持點化效果。雖然到現在還無法確定有關資訊的真偽，不知當年的學生平均接受多少次點化，但我卻認為當時的學生只是多次接受小點化，而不是大點化，因為此舉似乎更有補強原來的點化之效。但也由此可知，當年被鼓勵多多點化的情況，表明了點化一次不一定穩定，有可能受到外界干擾或學員不善維持而消退。

說到這裡，這也是最多人關心的問題──點化成效。正如前文所言，點化成效取決於老師、學生和其它因素，老師學生兩者之間的配合尤其關鍵。身為靈氣師資，我通常會在點化前，安排學生先上淨化排毒課程，了解靈氣的基本概念，明白如何接受點化，以及如何延續點化效果，務求我們在點化的過程裡能互相配合，避免干擾，提升點化效果。

這些知識都是由我的「老助手」克里安儀再三驗證所得。本學校經反覆測試，從不同層面確保成效，才發展出最有效的點化方案。由此可見，點化是 Nexte 能量醫學課程裡的重要環節。

有人會認為點化不外乎是個入門儀式，不需要什麼特別準備和後續工作，對以上措施冷眼相待。雖然我對以上說法沒有多大意見，但也要確保每次點化都要有所功效。

對於靈療人而言，點化儀式就像是靈氣師資把靈氣的調頻鑰匙交付給學生的過程，具有實際價值，而非單純的入門儀式。學生經過靈氣點化，後面的學習才有一個起跳點。正因如此，我才不得不認真看待點化儀式。

我個人並不贊成學生不停重複又重複地接受點化，因為天下本來就沒有完美之事，點化效果也是如此。假如學生要重做點化的話，就必須要有兩個前提：一、導師之間的點化有性質差異；二、前一次的點化效果不彰。假如當時是因為工作或環境關係，干擾了點化效果，這的確需要考慮重新點化。若然同學已經接受過完整的點化，但又想重新接受點化來強化原有的點化效果，只要不過度追求也實在無妨。可是會干擾點化的外因不去，就算重做，效果也不會更勝從前。

63. 為何靈氣治療師可以在缺乏個案的個人資料之下（譬如所在位置）也能做到遠距點化？

遠距技術是 Nexte 能量醫學二級課程的主要內容。課程會先用種綠豆來訓練同學的遠距療癒技術，先學辨別技術真假疏熟，再去測試它的準繩程度。若然同學能夠通過測試，可持續而穩定地隔空傳送能量，才會獲得批准進行遠距練習，療癒他人。

我甚至會要求同學從遠距傳送能量種綠豆，或只把能量傳到水中，用克里安儀來測試清水的能量值改變，收集數據，加強學習信心，是同學的必經訓練。因為水和綠豆都沒有「個案資料」，假如同學可以隔空連結上一杯不知道名字或出生年月日，或不知道長相的清水或是綠豆的話，他們也可以隔空連結上任何一個人哦。換句話說，有否個人資料並不影響遠距連結目標對象的效果。

我相信人與世界萬物之間都有某些能量連結，所以我也不厭其煩再三強調，未經許可，絕對不可自許立意良好而隨意侵犯他人隱私，在違反他人的意願下進行任何能量連結。建立能量連結也就是建立能量索。精神念力是決定連結強弱和持久度的關鍵，它也能同時引導靈氣能量在能量索中的流動。換句話說，能量索只是傳播靈氣能量的管道。

遠距靈療並非靈氣療法的獨有技術，一些氣功大師和道家大師也能做到遠距療程。當然，能夠隔空傷害目標對象的巫毒術法也是遠距操縱能量的例子。

已有方法證實遠距能量療癒技術的確可行，絕非怪力亂神，也與鬼神無關，人人都可以學習，但並不代表人人都能隨意操作，學習仍是必要過程。

在現時七十五億人口之中，通常只有兩至三位天賦異稟之人能夠無師自通，臼井先生就是其中一位，其餘百分之九十九點九九的人都要經過長年學習，才能掌握有關技術。

這個技術由幾個基本元素構成，包括製造能量索連結，鎖定對象和穩定連結。其實一般人都能隨意運用潛意識來製造能量索，基本上只要一想到目標對象，能量索便會自動產生。但若要持續穩定地連結倆人，就要倆人關係親密，彼此長期互相滋養，否則單靠一人之力，恐怕難以維持能量連結，無法穩定。除此之外，建立遠距、跨時空的能量索也是可行之事。

加州Heart Math Institute做了許多關於這方面的研究，其中一個研究就是讓恩愛夫妻分別待在兩個房間，看看他們能否隔空傳遞心意。在這個實驗之中，夫妻倆人分別充當發送者與接收者，在倆人無法通訊或觀察到對方的情況下，雖然接收者並不知道發送者將會在什麼時候傳送意念給他，可是每當發送者傳出一個關於慈悲的意念給接收者時，接收者竟然能夠同時收到這個意念，並會發出持續幾秒鐘的回應。

俄羅斯科學家康斯坦丁．科羅特科夫博士（Dr. Konstantin Korotkov）也曾運用克里安儀裡的氣體放電顯像術進行了許多關於遠距傳遞能量的實驗。其中一個實驗是讓一對夫妻分隔三百多公里後，要求倆人互傳心意，看看克里安儀能否拍到有關顯像。

結果當先生傳送愛意給太太時，克里安儀竟然拍到在太太的心輪位置出現了一小團能量。以上實驗只是少數，已不少類似的實驗已能夠證明人類能夠憑藉意念隔空傳送能量。只要經過訓練，不止是遠距傳送能量，就連建立跨時空能量索也是絕對可行的事。

說到這裡，職業道德與操守就是接下來的重要問題。既然大家都認同做人要有基本道德和職業操守，那建立能量連結又有什麼問題呢？原因出在人人的道德觀和價值觀不同，大多人以為自己立意良好，便可任意將自己的價值觀和道德觀凌駕於他人的意願之上，漠視他人意願，隨意把能量傳給別人。

遠距技術學之不易，在使用時也要分外小心，因為別有用心的人能運用以上技術侵犯他人私人。因此靈氣治療師在進行遠距能量工作的時候，一定要注意以下三件事：

(1) 無論如何立意良好，未經對方許可，絕不要擅自操作。

(2) 必須接受訓練，掌握相關技術，達到一定能力水平後才能療癒他人。

(3) 必須跟個案做好事前溝通，了解個案的近況與病歷，避免非必要風險。要是個案在療程後患了感冒，吃壞肚子，或出現什麼意外，都會有人怪罪到靈氣治療師身上。

自古以來，一些巫師或靈媒或道醫早已掌握隔空建立連結和鎖定施術對象的方法，這些古老技術如中醫經脈理論，已經傳承千年。如今科學已逐步循量子力學理論，探討能量索的真實面貌，讓這些遠古智慧能在成熟的量子力學理論基礎上重獲關注，更有望打開新的大門。

縱使科學已陸續印證有關概念，但這並不代表人類已經完全掌握箇中奧祕。特別是在能量學這個範疇裡，目前我們也只靠靈氣能量這塊「敲門磚」來一探究竟，許多知識仍然有待發掘。

而能量索的科學原理仍是個未解之謎，有待科學家在未來揭開它的奧祕。只要我們無法完全明白和掌握它的技術細節，便意味著仍有盲點與風險，所以靈氣治療師必需小心進行遠距療癒。

64. 心念的轉變會改變靈氣的顏色嗎？如果要傳送靈氣到別人身上的某個部分，我們也要轉變心念來傳送嗎？

心念轉變難免會影響靈氣能量的色彩，但不必太過在意，因為心電念轉，隨心念能量的成分不同，自然會產生不同能量色彩，這是尋常之事。市面流行一種專看能量色彩的商業能量儀，據說它能夠根據人體所散發出來的能量顏色分析個性。在我的角度而言，這種個性分析方法並不準確。

因為脈輪能量色彩會隨心念和情緒轉變，不能如實反映一個人的能量本色，屢試不爽。本學校的同學大都可以按照個人意願，在能量儀上隨意展現出任何能量色彩。

除此之外，我們還曾經用它來鑒定同學能否操控能量。經過以上種種測試，本學校得出以下結論：脈輪顏色的確會因為各種因素而改變，這些能量顏色會隨肉身與思想而瞬息萬變，實在不能被用作論斷命運或性格的標準。

另外，當靈氣經頂輪引進身體之後，倘若靈氣治療師控制不當，它就會很容易跟人體能量融和，隨著心念而產生不同偏性。能量有很多種類，所以能量色彩也有很多種，一般能量儀能夠拍到的只是在特定能量範圍內的能量色彩。簡單而言，我們身上的能量會隨肉身與思想而改變。

常常有人稱聲自己能夠看到能量色彩，我倒很想了解看看他看到的是哪種能量色彩。縱使我只能看到四種層級的能量色彩，但也不會把這種感知能量的能力說成是靈眼。因為在出體後，人的靈眼是可以看見上千百萬種特殊能量色。在我所認識的靈媒裡，擁有靈眼的人因為常常看見跨界的東西（包括大量能量色彩），而干擾了日常工作，只能宅在家中。而靈眼又有幾十種，沒有人是萬用靈眼，如果真是如此，那麼靈界的東西比現實界不知多了幾萬倍，可能更加無法生活了。

不同性格的人和病氣都有它自己的能量頻率／色彩，但擁有能量色靈眼的人長期在開眼狀態，累積了閱讀能量色彩的豐富經驗，慢慢便懂得分辨這些能量色彩差異，久而久之更可判斷出它背後的特別含義。靈療者未必擁有靈眼，靈療工作也毋須閱讀能量色彩，除非他本身擁有靈眼，便可運用靈眼來分析病氣，協助診斷。如果他的閱讀能力非常成熟的話，便可取代醫學檢測技術。

靈氣治療師的確需要依靠心念來傳送靈氣。在 Nexte 靈氣療法裡，這種心念被稱為精神念力。當靈療者缺乏足夠的精神念力，傳送靈氣這個動作就很容易淪為單純的個人想像。若想像力少了精神念力支持，那就是像泡泡一般是個吹彈即破的意念而已，根本毫無實效。

65. 點化後的淨化排毒反應是否和靈療後的淨化排毒反應一樣，都先從身體最弱的部分開始呢？

在經過點化和靈療後，身體會出現淨化排毒反應，產生大大小小的細微改變，但這些反應不一定會馬上出現在身體最虛弱的部位之上，主要是因為點化不同於能量療癒，兩者隨後的淨化排毒反應雖有分別，但也有相同之處。

能量醫學學生則是通過觀察這些變化來訓練微觀力。在理論上他們也可以常常接受靈療，再去觀察這些改變，慢慢對淨化排毒反應習以為常。但如果要觀眾點化後的淨化排毒反應，每人接受點化的機會實在不多，通常一級只有一次，那麼觀察這種反應的機會就十分寶貴了。身體所產生的淨化排毒反應會隨著能量強弱而有所不同，點化初期的反應最明顯，時間愈久，徵狀就會愈來愈不起眼。

點化後的淨化排毒反應多半先出現在身體表証，容易觀察。舉個簡單例子，最常見的是，有人會嗅覺改變，意外戒煙或者經期混亂。而靈療後的淨化排毒反應可能比較緩慢，有時候更會經過一段時日才會慢慢出現，例如病處不適或產生瞑轉反應。比較兩種反應，點化後的反應也不如靈療後的反應較具針對性。換句話說，靈療得當的話，靈療後的健康問題會獲得改善的現象。

在進行靈療的時候，靈氣治療師必須事先跟個案交待療程將會引起的淨化排毒反應，說明可能徵狀，身體將如何排毒，排毒的種類和如何評估排毒效果等等，以便雙方觀察，對比成效。

在求醫時，也不是每個人都想先解決病因或治療健康最壞的部分。許多病人只注意到最明顯的症狀，譬如在治療異位性皮膚炎時，多數患者只想快速消除皮膚紅腫和止癢。一般未受過醫學訓練的靈氣治療師在處理皮膚過敏時，他們通常只專注緩解過敏反應，忽略引起過敏的主因，忙著治標，忘了治本。

但Nexte能量醫學則主張在情況許可下，標本同治，既要消炎止癢，也要改善過敏體質，例如先淨化並排出身體和生活環境裡的致敏源，再針對問題，實施有效的解決方案。以上例子也只是千山一葉，說明大家最關注的徵狀通常只是病標，病本則由內外因素所引起，無法速治，也時常被人忽略。

隨著特效西藥普及，大眾習慣服用特效處方治療病標，忘記尋找病因或改善生活習慣並攝取均衡營養等措拖才是治本之法。根深蒂固的健康觀念很難在一時三刻有所改變，幸好時代早已不同，專業醫療知識日漸普及，靈氣治療師也能進修相關知識來幫助個案。當明白了淨化排毒的含義以後，它就不再是一個語義含糊的高級醫療營銷字眼了。對靈氣治療師與個案而言，淨化排毒都是門非常重要的必修課。

66. 如何判斷點化後已完成淨化排毒了？

這個問題實際上在是問淨化排毒反應從何而來。如上文所述，身體在接受點化或療程後，產生的淨化排毒反應都有區別，徵狀和反應的強弱受著許多因素影響，沒有單一標準。

通常靈氣治療師只能根據個人的病理知識、療癒經驗和個案當時的健康狀況來判斷進度。這條問題像在問如何才算洗好澡一樣，人人的情況、標準和答案都有出入，但也不代表完全沒有標準可言。我們評估淨化排毒進度其實有個簡單竅門：觀察淨化排毒期內的「能量頻震」。

在淨化排毒的初期，能量轉變最為明顯，點化時的能量強度還未消散，容易觀察。若沒有其他因素干擾，點化愈久，能量的頻震愈見平淡，能夠觀察到的淨化排毒反應就愈模糊，這便能反映淨化排毒期是否接近尾聲。

不論是接受靈療還是點化，它們所引起的淨化排毒反應都有相類之處，徵狀取決於療程設計、療癒方向與重點、療程強度、靈氣治療師本身的醫療知識和技術、個案的生活環境以及生活習慣等因素而定。

這些年來我經常被問到相同問題，答案又是如此寫實。只要修讀淨化排毒單元課，便會明白淨化排毒反應對身心好處良多，同學也可以觀察淨化排毒反應來改善微觀力，分辨這些反應是出自哪個層面，然後按照課堂所學評估進度，推測自己排出的是什麼毒素，該採用哪種方法排毒⋯等等。這些練習都能為未來的療程提供線索，作為參考。

總括而言，問題的答案會因為多項因素而有分別。至於在淨化期內身心會有什麼轉變，答案會因應各種因素的複雜程度而有所差異。

67. 靈氣能量療法是一種調頻的治療嗎？

一般人常常聽見調頻二字，但許多人實際不明白其義。調頻是指通過分子共振來促成改變。靈氣裡的調頻則是指運用靈氣能量來誘發分子共振作用，平衡體內共振。說起容易，若要真正調頻的話，功夫從不簡單。因為靈氣治療師需要先了解調頻的原理，掌握技術，然後再準確調整到目標頻率。這也是西式靈氣或 Nexte 能量醫學的重要技術，必須經過長期訓練才能掌握，無法速成，也並非依樣畫葫蘆的功夫就能做到。學會是一回事，學好是另一回事。專業是必需經過精進學習才能有所成。

調頻是一種通過精神念力來操作的能量技術。調頻的目的有很多，其中一種是用於療癒。不管是靈氣治療師還是個案，他們在進行靈療時，必須進入淺層冥想α波，吸收該頻率範圍（約八赫茲左右）的靈氣能量，確保能量純正。假如兩人都處於熱鬧又嘈雜的環境，干擾過多，那麼對雙方而言都不適合進行靈療。因為調頻療癒需要在淺冥想波下平穩進行，波動愈少，干擾就愈少。

靈氣治療師進行療程時須把腦波從β腦波降到α腦波，並且在整個過程裡保持專注，讓腦波維待在α波裡，以便引導靈氣能量。許多個案都沒有學過如何調降腦波，那麼便要靠靈氣治療師先進入狀態，調節氛圍，那便可以影響個案的腦波了，大範圍的調頻也莫過於此。若要進行更仔細的調頻工作，便需要更精密的技術與專業知識了。

另外在調頻的時候個案會漸漸進入α波，有些甚至會進入θ波，慢慢睡著，本學校稱這個現象為靈氣睡眠（Reiki Sleep）。由於個案的腦波不由自主地降低，變相對環境的警覺性與反應速度也會降低。因此靈氣治療師在安排遠距療程之前，必須建議個案先準備一個安全的地方去接受療程，並叮囑他們在接受靈療期間，盡量保持心情平和。個案可以躺臥在床上，安坐椅子之上，但千萬不能進行高危活動。當人警覺性降低，駕駛、逛街、過馬路或操作重型機器等事情都會變得相當危險。

通過學習冥想，靈療者能隨時快速轉換並且穩定腦波頻率，從而引導不同頻率範圍的能量。一般同學們會選擇修讀本學校的意識能量課，在學習明辨不同能量的真確性之後，便接著修讀專業冥想課，學習冥想技術。

對我們而言，睡覺、沉思和做白日夢都有其意義，只要用對方法就可發揮它們的功能。冥想也是一樣的道理，背後都有著不為人知的醫學原理與功能。只要明白這一點，靈療者就能發揮冥想的真正力量。

Nexte 能量醫學裡採用的冥想，是淺層冥想和靜態冥想的其中一種，這種冥想又是學生的基本功。我理解為何有宗派提倡用靜坐冥想來修行，但我不會把同樣概念套用到能量醫學之上，避免讓人以為冥想只是為了修行，而非療癒。本學校只視冥想為轉換腦波的方式，是「靈氣醫療箱」內的關鍵工具。

總而言之，調頻不是光用精神念力就能做好，它還需要用到各種不同技術與知識。所以學校要同學花最少六個月時間來學習這些基本功。

講了那麼多能量頻率的事，靈氣能量療法是一種調頻的治療嗎？這是很籠統的問題，試問中醫的針藥是人體能量失衡的調頻治療嗎？靈療影響體內的生化作用，這是物理性質的療癒。調頻用於療癒二字上，真是很難講得清楚，有點「遇事不決，量子力學」的無奈啊。

68. 在進行或接受靈療時，如何分辨靈氣治療師傳出去的是人體能量還是靈氣能量？

這是能量醫學課程的常見問題之一。當靈氣治療師傳出靈氣時，他會出現以下狀況：

(1) 因使用精神念力收傳靈氣能量導致腦部感到疲累，並且會讓血壓上升。

(2) 因專注用腦而消耗大量熱量，感到饑餓，會想進食高熱量食物，快速補充熱量。

(3) 無論靈氣治療師的手本身是冷是熱，他傳出去的靈氣能量溫度是在一定範圍之內。

(4) 假如傳的是人體能量，其能量比較明顯強大且快速，品質也不如靈氣能量穩定。

(5) 由於靈氣能量與人體能量有相融性，所以當靈氣治療師要把靈氣能量引進身體，再經過身體從掌輪傳出的話，他便不能鬆懈，全程必須高度集中，否則人體能量就會沖淡了靈氣能量。

(6) 其它（留著讓你的 Nexte 靈氣導師講完）。

所以我們在接受療程時，便可以留意靈氣治療師的專注度與氛圍，有否靜心集中，這樣便可以猜他到底用了什麼能量。除了以上五點以外，我們還可以觀察其他細節來明辨兩者之別，應用手感、身感也可得知，但有關內容實在繁多，這邊我將會在 Nexte 能量療法一級課程仔細講解。

那麼做自療時，靈療者需要分辨自己傳出去的是靈氣能量還是人體能量嗎？答案：也要，也不要，視乎靈療者是否需要用雙手傳出靈氣能量。

假如自療是為了常規保養與療癒亞健康問題，那麼單純地引導靈氣能量進入身體，讓它自然跟人體能量混合，就可以發揮療癒功效，毋須用手傳出靈氣能量，也不需要在意傳出的能量是否純正。可是當靈氣能量被人體能量沖淡後，其療癒效果也會隨之減低。

相反地，假如我們需要針對某一個臟腑或系統進行療癒，必須用手傳出純淨而濃縮的靈氣能量到患處的話，就需要管理好能量品質，確保療效。

然而靈氣能量與人體能量並不難區分，把自己想像出來的靈氣能量當成真有其事才是問題。有人相信自我想像力更甚於其它，然而想像出來的靈氣存在嗎？當然存在，但它僅屬於腦海裡的念頭，跟我們所講的靈氣能量是兩種完全不同的能量產物。

假如我們用它來做靈療，自然也有不同結果。縱使少數人會信誓旦旦地說這種靈氣療效顯著，不管個案有什麼病痛，只要用經過誠心想像出來的靈氣治療一下便能紓緩不適，個案感覺良好，有些人的痛楚更會馬上消失，這又是怎麼一回事呢？這就是如假包換的安慰劑效應。

安慰劑效應於一九五五年由一位美藉麻醉師亨利・諾爾斯・畢奇爾（Dr. Henry K.Beecher）提出。安慰劑是指病人雖然獲得無效治療或處方，但卻因為病人相信有關處方具有療效，期望病情因此獲得改善；若懷疑處方成效的話，便會抵銷療效。這其實是一種心理安慰。安慰劑效應一說從提出至今已有五十多年，它仍然能夠影響任何實驗中20％至25％的研究對象。反過來看，只要靈療有多於20％至25％的穩定療癒率，便可證明療法是有所根據。處方或療程的效果穩定才算得上具有真正療效。

靈氣治療師要有提防安慰劑效應的覺悟，好好正視、研究和審視能量療法，知其所以為而為之，才能腳踏實地，掌握每個療程細節。偶爾一次半次「療好」身邊的親朋好友，就把它當成是有百分之百成功率的話，這樣的想法很容易耽誤病情。因此，靈氣治療師也要盡量避免把靈療當成是安慰劑。

69. 有人會說用直覺來做靈療和療癒，請問你對以上主張有何看法呢？

我認為任何療法的效果都應該可被重覆驗證，確保療效穩定。再者，負責療程的療癒師還須清楚明白每項療癒措施背後的依據，這樣才是負責任的行為。

療癒的意思本身就非常廣泛，有少數人在提供療癒服務時，對箇中原理只有一知半解，用字曖昧含糊。療癒的字義非常含糊，變相它能予人一個相當大的空間來自圓其說，不少人都可以輕易把它演譯成一堂課的內容。

所以不管是在學習基礎醫療常識，或是其他療法，就要懂得發問，深入了解相關病理，療程目標，療癒的方法、治療步驟與措施、治療原理和療程風險等等，必須學得通透徹底。

直覺的意思也十分含糊，有人會把不經思考的想法當成直覺。這種不經思考而冒出來的想法又叫猜想，或者是未經訓練的直覺。把直覺與猜想混為一談，鼓勵學生用生澀的直覺來做決定其實非常危險。

未經訓練的直覺跟猜測幾乎毫無區別。若導師要鼓勵學生運用未經訓練的直覺來做重要決定的話，那麼為何不以身作則，試一下用黑布矇著雙眼，再憑靠直覺過個車水馬龍的十字路口，看看直覺的準繩度有多高呢?

直覺不是不存在，它就像游泳或跑步等技能一般，是一般人通過學習和訓練就能掌握的技能之一。只是能夠把未經開發的直覺應用自如的人實在少見，這就像人類天生可以游泳，但不熟水性的人誤墮海中還能馬上恣意暢泳一樣，絕無僅有。直覺是人類與生俱來的能力，但多數人都要經過訓練才能善用直覺。若奢望自己能不學游泳就能成為游泳好手的話，終究是天方夜譚啊。

70. 身體在淨化排毒時會有哪些現象？

我們談到毒這一塊時，會分三個方向：**身毒（生／病理毒）**，**心毒（心理毒）和靈毒（能量毒）**。了解這三毒的特性和本質，才能推斷排毒的時候會產生何種現象，因為淨化排毒的反應徵狀跟毒的特性有直接關係。

若有人說要幫我進行排毒，我首先想知道的是，我到底有什麼毒？其次，我要知道他運用什麼方法來幫我排毒？最後，怎樣才知道已經排好毒了？這些問題看似簡單，但卻非常重要，因為它會直接影響療程效果。

雖然淨化和排毒是一體兩面的事，但這需要分別解釋。有淨化才有排毒，有排毒才有淨化。在 Nexte 能量醫學裡的淨化排毒會分為身、心、靈三個層面來講解；身的淨化排毒與醫學和病理學有關；心的淨化排毒與心理學有關；靈的淨化排毒則與能量學有關；一共六個主題，需要一整課才能勉強簡單解釋其義。當然，淨化排毒的方式沒有劃一標準，不同醫學系統對淨化排毒的看法都不相同，而且它還會因應不同身心狀況而產生不同反應，無法一概而論。

其實淨化排毒需要定期持續進行，它不是用來排走毒物的一次性手段，反而像日常的衛生習慣，如洗臉刷牙一樣，這樣才能維持個人身心健康。假如每次淨化排毒都要付費找人代勞，那便非常不划算了。這也是我們需要學習淨化排毒，學習運用一己之力來照顧個人身心健康。

除此之外，同學還要學習多元化的淨化排毒方式，清除不同層面的毒素，提升療癒效果。然而淨化排毒課只是學習能量療法的起點，累積更多知識和經驗，才有助我們日後面對更複雜的難題。

假如靈氣治療師只相信淨化排毒等於排除負面意識（例如負面想法和情緒）的話，恐怕只會讓他們時常錯判情況，導致無法妥善處理個案的身心健康問題，畢竟有許多病症並非單由心理問題造成。

淨化排毒是一門學問，單是身、心、靈的排毒和淨化就可以分成六個單元來討論，若再加上每個人組合複雜的健康狀況來分析的話，淨化排毒的反應算是千變萬化。

71. 究竟 Nexte 能量醫學和新時代療法的療癒手法有何不同呢？

這一條問題我們用療癒子宮肌瘤來說明好了。子宮肌瘤通常發生在育齡期女性身上，平均每五位育齡期女士就有兩三位有機會患有子宮肌瘤，更年期女士患有子宮肌瘤的百分比會提升，平均每兩位至三位裡就有一位有機會患上子宮肌瘤。由卵巢分泌的荷爾蒙是刺激肌瘤增長的主因之一，其他因素包括有肥胖和壓力等等。

假設個案是一位年約三十歲的女士，她患有兩個四至八厘米寬的子宮肌瘤，西醫建議她通過外科手術來切除肌瘤，那麼 Nexte 靈氣治療師與一般新時代靈氣治療師的處理手法會有以下分別：

◎新時代靈氣治療師

(1) 認為病症是由過去心理創傷、前世業障或其他靈性原因造成。
(2) 用O環測試法、靈擺或其他靈學方法診斷病情。
(3) 運用兩手一擺任靈氣自己流去個案那裡，期望子宮肌瘤因此自動消失。
(4) 療程務求個案感覺良好，同時也會要求病人學會感恩，放下怨念，懂得愛人愛己，藉此療癒肌瘤。

◎Nexte 靈氣治療師

(1) 主張進行子宮肌瘤的術後療癒，並把重點放在身心療癒上分析箇中醫理和病理。
(2) 要求個案先進行西醫建議手術治療，之後才回來接受靈療。
(3) 先確定個案的停藥時間，再去設計療程，包括術後淨化排毒、內外傷口細節修補療癒、消炎止痛、止血、安神、緩解腸子牽扯疼痛與細胞代謝更新與相關的臟腑組織的療癒等多個步驟與目標。

(4) 由於一般子宮肌瘤患者的術後休養期需要一個半月至兩個月；靈氣治療師會加速個案的復康進度，將目標休養時間縮短到一個月左右，讓個案提早恢復正常生活。

兩類靈療方法非常不同。Nexte 能量醫學除了靈療靈通力外，還有很明顯的診斷學，療程設計與醫療手法的成份在內。即便是基礎醫學訓練，也與健康知識非常不一樣，兩者不可混為一談。

72. 日式靈氣和西式靈氣的點化效果會有分別嗎？

現在已難以明確定義日式靈氣和西式靈氣，我曾在五至十年前努力分辨兩者差異，但這兩派靈氣早已旁分出許多的不同派系，雖然這些派系仍保留了靈氣療法裡的手法、儀式和理念，但靈氣最原本的療癒特色卻因各種原因而陸續失傳。

基本上，林忠次郎先生傳下的靈氣，被稱為西式靈氣。有人說是因為是融合了西醫，也有人說是因為傳到了西方。其它則稱為日式靈氣。

日式靈氣和西式靈氣異流同宗，加上不少師承正傳、直傳、日式和西式等等派別百花齊放，導致它的形式、精神和理念都經過不少調整。我後來才明白根據這些資料去講清兩派差異並非明智之舉。

假如靈氣導師要對新人解釋兩派之別，便要從它們的歷史講起。但是過往的榮冠已經不能用來戴在現在的頭上。當後人不去承先啟後，就實在沒必要搶戴由前人辛苦鑄造桂冠。在達成以上共識之後，後人再用就事論事的眼光去分析上述問題才有意思。

大家應該關注的不只是陳年往事，還要對比古今，自然會明白原始靈氣與現代靈氣的差異。說到這裡，我要推薦幾位作者，他們專門研究日式靈氣與西式靈氣：

(1) 芭芭拉・雷博士（Dr. Barbara Ray）是高田女士的繼承人，也是The Radiance Technique派系的創始人，著寫過不少關於西式靈氣的經典書籍。

(2) 休夏娜・謝伊女士（Shoshana Shay）是《靈氣的歷史》（Reiki History）一書作者，也是The Radiance Technique派系的靈氣導師。

(3) 法蘭克・阿加伐・彼德先（Frank Arjava Petter）是直傳靈氣與西式靈氣之間的重要橋樑，撰寫了許多靈氣書籍。

(4) 土居裕先生是一位身兼日式與西式之長的靈氣導師，見證靈氣走過的各種變遷這段漫長歲月，並著有《靈氣療法》一書（A Modern Reiki Method for Healing）。

這些現代靈氣導師對靈氣都各有看法，身為門派之長，對自家靈氣都有著不同執著與信念。雖然門派有別，他們都通過上述著作向世界詳述靈氣的發展史，還揭露了許多不為人知的細節，在推廣靈氣上不遺餘力，貢獻良多。既然如此，我們更要尊重各派所堅持的理想與執著。

日式靈氣與西式靈氣素有淵源，雖然靈療方式不一，但彼此的點化方式與符號甚為相近，都以提供實質的臨床療癒為旨，只是早年的西式靈氣注重具體療效，日式靈氣相對注重傳授靈氣精神。靈氣點化隨時日發展由隱祕變成隱喻，由實質性到精神性，現在幾乎很難比較古今點化有何差異。

73. 那麼用靈氣能量來療癒的技術跟用靈氣能量來補充人體能量的技術有何不同？

運用靈氣能量來做療癒和補充人體能量驟看是兩回事，但其實兩者是各有異同的。為了方便同學明白兩者差異，請參考以下比較結果：

◎相同之處

(1) 兩項技術都需要用到靈氣能量
(2) 兩項技術都需要通過靈氣治療師來進行
(3) 兩項技術都跟有機生命體有關
(4) 兩項技術都需要靈氣治療師用念力來引導和傳送能量
(5) 兩項技術都需要運用身感和手感來評估狀況和療程進度。

◎相異之處

(1) 療癒與補充能量的技術不同，前者需要有操作能量的技術。
(2) 做療癒與補充能量的原理不同，舉例來說，前者可以用來促進組織細胞回復平衡；後者是恢復人體能量。
(3) 做療癒需要豐富的醫學知識指引；補充能量則不需要。
(4) 做療癒涉及的技術更加繁多，補充能量是靠傳送能量、平衡和接地

（Grounding）技術。

(5) 做療癒需要有問診和設計療程等步驟；而補充能量則不需要以上步驟。

(6) 做療癒所耗用的靈氣能量比較少；補充能量所耗用的靈氣能量比較多。

(7) 有實效的能量補充療程通常需要多於兩三位靈氣治療師同時進行。

(8) 在進行療癒工作時，很少把能量花在補充體力；但在補充體力時，幾乎所有能量都必需花在補充體力上。

在做療癒時，只需傳送能量到身體的局部位置（按不同病症而定），並加用各種技術來做處理；而補充體力能量則需把靈氣傳到全身，加以平衡為主。以完整療程而言，療癒工作的所需時間一般較長；單純用靈氣補充體力能量的時間更長。

雖然如此，但是本學校完全不用靈氣能量來補充體力。靈氣能量得來不易，量也有限，品質與功能只在療癒層面。若要補充體力，最好的辦法就是吃好和睡好。

74. 脈輪對靈氣療程有什麼重要性？

在脈輪單元課程裡，有講解脈輪的真正性質，還會分享有什麼具體方法能驗證相關概念。靈療者要先認識脈輪的特質，了解它們的真實位置，才有條件正確使用脈輪，繼而再明白它對靈氣治療有何重要。脈輪是真有其事，只是脈輪長得跟書籍所描繪的不一樣，沒有那般清晰，也不整齊，色彩更不如插圖般鮮豔分明。

醫療界裡有句經典名言：「病人不會照書寫的那樣生病。」同樣道理，經脈也不會如中醫教科書插圖顯示的一樣筆直。那麼脈輪是否會像書本所描繪的一般漂亮整齊嗎？當然不會。世上有近七十億人，人人都有眼耳口鼻，左右半邊臉還不一樣，因此沒有長相百分百一樣的人存在，非常合理。就連同卵雙胞胎的外表與神態都各有差異，若再加上性格的分別，差異就更加明顯。連經脈都沉且如此，更何況是這種會因應個人狀況而不時改變的脈輪呢？

脈輪其實是能量體的能量出入口，它的位置對應人體內一些主要神經叢和內分泌腺。我猜想林忠次郎先生當年也是根據神經叢和內分泌腺的解剖位置設計出靈氣手位法。

可是根據本學校的理解，脈輪並不是癒療肉身的關鍵，它只影響進出脈輪能量的質與量。簡單來說，單是療癒脈輪並不能有效改善人體肉身身心健康。所以靈氣治療師在療癒肉身病痛時，也沒必要把脈輪的重要性誇大，錯過其他病徵細節，耽誤病情，不小心就拖延病勢。

雖然有一種說法，例如心輪能量直接影響胸腺，胸腺是免疫器官，也是內分泌器官。但二十歲左右，胸腺就開始萎縮了。同時可以理解為何如此療癒心輪並不會療到心臟病或心理疾病，更不會讓缺愛的人因此有了愛的滋養了。

為了避免以上事情再三發生，這裡必須強調每位靈氣治療師都要具備基本醫療常識，要不斷學習各種生理和病理知識，千萬避免用想像力來療癒任何病人，也不要想像出任何不切實際的療癒方案，要善用靈氣進行有效的療癒工作。最後，如果有人說要幫你打開脈輪的話，雙方最好就脈輪這個概念達成共識，也許這樣就可以皆大歡喜，避免不必要的誤會了。

75. 遠距點化與遠距療癒有異曲同工之義嗎？

不少人對遠距療程頗有偏見，有人認為遠距點化不可行，有人認同遠距療程不可行，有人更認為遠距戀情不可行（哈哈）。這裡姑且先不論以上看法是對是錯，不如先看看一些事實。

雖然大家都對靈氣療法創始人臼井先生在鞍馬山的事蹟耳熟能唱，但有沒有想過到底是誰點化了臼井先生？在臼井先生傳授靈氣之前，並沒有其他人比他更早傳授靈氣，就算前人早已掌握有關技術，但當時鞍馬山四野無人，那臼井先生又怎樣被誰點化呢？

既然他沒有被人點化，一切都是靠他自己覺悟出來的話，那為什麼他對點化的原理和技術細節只有一知半解，從未跟弟子仔細解說過箇中原理？除此之外，還有許多關於靈氣的疑問，到了現在也沒有人能夠解釋清楚。根據高田女士的親口錄音所述可知，臼井先生當時是被某種光點打在額頭，但為他做點化的卻不見身影。所以無論是誰為臼井先生做點化，看來都算是遠距點化的一種方式了。

整個靈氣界都知道靈氣在過去三十、五十年風靡全世界，其後更有幾位亞洲人自封自己的國家為靈氣發源地，聲稱自己師承正宗的靈氣宗派。臼井先生也只明言他僅發現了靈氣的存在，他的「直系」傳人也一樣無法解釋點化的原理和遠距療癒的關鍵細節。即便如此，遠距療癒和遠距點化仍是靈氣療法的看家本領，每個派別都承認以上技術的真確性。

那麼要相隔多遠才算得上是遠距呢？初學者在剛學靈療時，雙手需要與身體保持約一個拳頭寬的距離，好讓他們感應到身體的能量狀況，掌握能量變化，方便微調療癒技術。當他們掃描到身體上的能量阻塞時，就可以先疏通阻塞之處，繼而補充靈氣能量。但大家有沒有發現，即便是雙手不觸碰身體，靈氣能量也能傳到身體之中，可見靈氣能量可以隔空傳到身體裡頭。

大多數靈氣治療師進行現場療癒時，雙手都會與個案的身體保持約莫一個拳頭寬的距離，最後也能完成療程。基於以上發現，我們便使用種綠豆來測試隔空傳送靈氣的成效，實驗要求同學先近距離種綠豆，日後再慢慢拉開同學與綠豆之間的距離，直到不論同學離開綠豆有多遠，綠豆都要接收到靈氣能量，長的比控制組好得多。實驗成功例子之多，便可證明靈氣能量可以超越物理距離限制，也證明了遠距傳送能量的技術實在可行。

只要靈氣治療師掌握有關技術的話，不論二人距離分隔多遠，都可以把靈氣能量傳送到個案身上。遠距療癒技術不單可以療癒肉身和能量體，還可以改善脈輪的狀態，用途廣泛，這是 Nexte 靈氣療癒師的基本技術。

遠距點化也是同樣的道理。初學遠距點化時，同學須先從近距離點化另一位同學，雙手與身體之間先隔一個拳頭般的寬度，再慢慢拉遠。假如點化效果不受距離影響，那麼相隔兩個拳頭、三個拳頭、四個拳頭也有同樣效果。根據多年遠距點化經驗，遠距點化的效果不比現場點化遜色，證明了遠距點化的可行性。就算事實擺在眼前，不認同遠距點化的人，想必也不相信遠距療癒的成效。

究竟他們懷疑遠距靈療成效的主因，是因為不能親身看見靈氣治療師之故，還是無法確定遠距靈療確實具有療效呢？有人習慣眼見為憑，那他又怎能確定現場靈療是真有療效？

實驗結果證明，只要掌握相關技巧，不管是現場點化還是遠距點化都有實際效果。而且臼井先生和林忠次郎先生也沒有規定後人必需進行現場點化。再者，若靈氣治療師能做遠距療程的話，他也應該有遠距點化的能力。如果是懷疑靈氣治療師的職業道德，那麼這個問題就跟技術無關了。

人要知道自己反對一件事情的真正理由是什麼。許多時人反對事情的理由通常跟那件事情無關，反而是出於心理投射，藉著反對事件來表達內心的顧慮。

情況正如有人反對遠距療癒是出於害怕被欺騙，或者是純粹抱有懷疑心，自己又未體驗過有效的遠距療程，這些我都能理解。畢竟在這個時代騙子太多，詐騙手法層出不窮，靈氣治療師良莠不齊，身為個案又無法評估療程效用，讓人感到諸多不安。每個人對職業道德和療癒效果的期望不一，標準不同，很難評論個別靈療服務是否貨真價實，一般民眾也當然沒有方法去判斷療程素質。

76. 在提供靈氣療程時遇到病氣是什麼呢？有病氣反噬的事嗎？

遭病氣反噬是能量人的常用術語，通常是指靈氣治療師在進行療程時，受到個案病氣影響，導致靈氣治療師的身心健康變差。那到底有沒有病氣反噬這回事呢？這個答案是也有，也沒有。在解釋答案之前，我先來談談什麼是病氣。

病氣是個虛詞，人人對它的定義各有演譯。一般人看不見也摸不著病氣。在中醫的角度，病氣是指精、氣、神問題或內外病邪。在西醫角度，病氣通常指的是病菌和病毒，又或者是生病臟器所產生如咳嗽噴嚏等的代謝廢物。

從能量醫學的角度來看，病氣是指人體因生病而產生的能量。在宗教鬼神的說法裡，病氣也許是指因靈學事件而導致的能量病。站在不同角度，病氣的定義就截然不同，所以在回應以上問題前，就必須就病氣的定義達成共識，接下來的討論才比較中肯。

許多靈氣治療師都遇過遭受病氣反噬的共同經驗，甚至在做療程時也有類似感受，有人以為這是大腦錯覺，也有人相信這是靈性反應，更有人覺得這是被病氣傳染的徵兆。

另外，因撞邪而生病也常被人誤解為病氣反噬。一般人以為撞邪會讓人生病，相信陰靈或邪靈會把病氣、邪氣傳給撞邪的人，以上說法看似合理，就能量學來看也好像沒錯，但從靈學角度看就有錯誤了。

經過多次研究和觀察，下列原因可能會讓靈氣治療師感受到所謂的病氣反噬：

(1) 對於沒有修讀過靈學的人而言，把自己不熟識的能量形容為病氣。

(2) 因為無法分辨能量品質，便把陌生的能量稱為負面能量或病氣。

(3) 出於同理心而體會到個案的不適，產生被病氣反噬的錯覺，其實是由大腦鏡像反映造成的職業性心理壓力。

(4) 因個案病況而受到心理暗示（定錨效應），誤以為自己也受到病症影響。

(5) 因個人免疫力不足，或患者具有高度傳染性，在現場療癒時受到感染。

(6) 其他原因。

從以上各點來看，病氣的本質可以是靈物的能量、陌生的能量、職業性心理壓力、心理暗示、病菌和病毒。所以每聽到有人說自己被病氣反噬時，我便會問他有何根據，一問究竟。雖然許多人都不明所以，或者他們根本沒有認清狀況，不明自己為何恐懼。縱然不去評論這種習慣是對是錯，重要的是靈氣治療師要主動認清引起恐懼的主因，才不辜負病患者對專業靈氣治療師的期望。

77. 我在傳送靈氣給個案時，有時候會發現傳不過去，這是因為個案的身體不需要那麼多靈氣能量的緣故嗎？

這個問題是 Nexte 一級靈氣療法同學的問題，要在一級把這個知識基礎打好，到了二級才會順利。我們先分析以上問題，再推斷有什麼原因會導致上述情況出現。

上述情況想必是在為他人療癒時發生，這也意味著同學的自療技術已經非常成熟，通過了一級考試，才有機會為他人療癒。另一方面，若在自療時發現能量傳送不過去而不懂處理，這也顯示了同學知識不足，療癒技術也不夠純熟，未能應用所學。

會妨礙同學傳送靈氣能量到個案身體有可能有以下原因：

(1) 靈氣能量的準備量不夠多，濃度不足，誤以為傳不過去。

(2) 對方準備接受靈氣的身體部位出現能量阻塞。

(3) 對方準備接受靈氣的上、下游身體部位出現能量阻塞。
(4) 沒有處理疏通和平衡個案體內的能量。
(5) 送靈氣能量時過於快猛，導致有關部位來不及吸收能量。
(6) 誤送人體能量，導致個案身上人體能量過多而造成局部能量阻塞。
(7) 個案本身能量充足，不缺能量。
(8) 其他理由，造成能量不能順利傳送，這在課堂解說。

綜觀以上原因，當身體出現能量問題，就會導致靈氣能量無法順利傳送。這再一次證明靈氣能量無法自動流到患處。

因此，靈氣治療師在做靈療時，必須要兼顧個案的身體狀況、能量體的能量平衡和療癒環境等條件，才可確保能量順利送到個案身上。另一方面，個案身體能量充足也會導致上述情況發生，所以靈氣治療師務必要細心觀察個案的身體狀況，再作出有效的療癒措施。

78. 如何分辨淨化反應、瞑眩反應和惡化反應？

這是 Nexte 靈氣療法一級靈氣療法課堂的常見問題，也是靈氣治療師的終生功課。雖然靈氣治療師的分辨能力和學識會不停累積，但若要準確分辨這三種反應，從來就不是一件易事。

淨化反應是泛指身體排洩各種代謝廢物、重金屬、化學殘餘物和其他毒物時的表現，它會以不同形式出現，狀況會因應各項身、心和環境因素而有所不同。通常是屬於能量層級的後續反應。淨化反應也一樣包括心理以及能量體出現的改變，有人的症狀得以改善，也有人就感到更加不適，情況因人而異。

瞑眩反應和惡化反應是指生理健康層級的反應。瞑眩反應（Reverse Reaction）屬於中醫醫學概念，換個通俗點的說法，它是指身體看起來正在惡化，但實際上是在好轉的表現。

以上情況不時發生，例如身體為了激發免疫功能，便會分泌攝護腺素，讓血管擴張，改善全身血液循環。這一系列反應，會同時引起短暫疼痛、發熱和腰痛等徵狀，這時候的身體看似在惡化，其實是自我修復的徵兆。只要經過一段時間，健康就會變好，相關徵狀也會隨之減退。健康先是「惡化」，再在短期內好轉，這就是瞑眩反應的共同特徵。

惡化反應則是指身體狀況持續惡化，健康久久不癒。惡化反應，淨化排毒反應和瞑眩反應的分別是：身體在出現惡化反應時，健康並不會好轉；而出現淨化排毒和瞑眩反應時，健康會在短期內好轉。

至於要如何準確分辨健康是在惡化定是在好轉，就需要有豐富病理知識和經驗協助判斷，若配合醫學技術檢測，效果更佳。因此，分辨這三種反應是靈氣治療師的終生課題。

79. 靈氣掃描是什麼?可以掃描到什麼?

靈氣掃描(日文譯音:ByosenReikanHo)是臼井先生創立靈氣療法時就有的技術,用以掃描身體狀況,可「摸」出患處所在。這項技術能協助靈氣治療師評估個案身體狀況,由林忠次郎先生與高田女士一脈靈氣承傳至今。

我經過多年研究,發現愈來愈多不為人知的技術細節,可幫助靈氣治療師更準確地掃描身體狀況,取代一般靈氣治療師用猜測或自由心證來診斷病情的習慣。這項技術的關鍵在於培養出精準的手感,讓靈氣治療師通過雙手的觸覺「閱讀」人體內的能量變化,繼而對照各種徵狀,有所根據地評估個案的健康狀況。

觸覺是人類最大的感官,有研究指人最早發展的感官就是觸覺,打從嬰兒時期就運用觸覺來認識世界。人人都對自己的觸覺信心十足,就算要摸出微弱的風向也全無難度。訓練雙手對能量的觸覺也是同樣道理。

只要集中注意力,運用那種用來感應微風的觸覺細心感應身體,把雙手皮膚的觸感放到最大，直至感應到能量為止，這就是手感。手感可以掃描到各種能量的存在，也可以感受能量的變動，協助人去分析不同能量的特性。能量手感可以仔細分成多種感覺和刺激。

Nexte 能量醫學課程可以讓一級同學開發出大概十八種觸覺，這十八種常見觸覺又稱之為神經語言。Nexte 能量醫學的初學者在畢業前，通常可以開發出大約五至六種能量觸覺來。只要經過充分訓練，手感還可以摸出能量的「**位置、多少、分布、大小、厚薄、溫度、質感**」等。

通過以上方法，靈氣治療師便可通過解讀不同神經語言，來評估身體的能量狀態，再配合各種診測方法，作為設計療程的憑據，無需猜測。在這邊靈氣治療師要注意的是：靈氣掃描也有它的局限，千萬不能用掃描來取代醫生的專業診斷。

當掃描出身體有異樣時，靈氣治療師應該先了解個案的病史和飲食習慣，看看異狀是否跟某些疾病或食物有關，做法更為安全。

假如在掃描時發現胃部範圍產生刺手的熱點能量，質感破碎，呈現出破布般的觸感，而個案並不覺得胃部疼痛，靈氣治療師也只能簡單推測這部位有問題，千萬不要一口咬定個案是患上胃潰瘍或胃癌，妄作診斷。

運用手感掃描旨在提升靈氣治療師的警覺性，能量觸覺也僅能用於參考，靈氣治療師絕對不能擅作診斷，凌駕於專業醫療人員的判斷之上，以免耽誤病情或觸犯醫療法。

十多年我讀到一篇做靈氣實驗的論文，讓靈氣導師蒙上眼睛掃描一個剛推進門的病人的身體。靈氣導師掃描完後。病人推出去，靈氣導師拿下眼罩，並寫下掃描的結果。靈氣導師寫完後，再對照掃描結果與病人的情況。靈氣導師寫了很多大小細節，但病人其實是一具死亡已久的尸體。這個實驗當然主要是為了證明靈氣的掃描是假的。但我個人相信靈氣掃描可以是真的，只是要經過精微手感的訓練。然而，無論如何，靈氣掃描不能取代診斷學，所以一定要有醫學訓練來補強這一塊。靈氣掃描雖不能代替診斷學，卻是很不錯的診斷學與療癒過程的參考，仍然有其存在價值，不可缺少。

掃描跟療癒身心沒有直接關係。它是用於靈療前、中、後期的能量偵測工具，並不等於靈療本身。在靈療的過程中，靈氣治療師會把掃描技術與靈療技術一併使用，輔助療癒。若深入說明的話，掃描技術也分好幾種，異曲同工，箇中關鍵都跟雙手的敏銳度有關。在初學掃描時，我通常會建議同學先去提升雙手的敏銳度，手感愈敏銳，可用的掃描技術就愈多。

80. 為何雙手在掃描和傳送能量時的感覺會不一樣呢？

兩手在掃描和傳送能量時有不同手感是正常現象，觀察正確。原因很簡單，其中原因是因為每個人都有他們的慣用手，感應能力自然有所差異。雙手的感應能力會隨著經驗和適當練習而有所提升。初學者要有準備去經歷的這些過程，務求雙手的感應能力得以穩定提升。

靈氣治療師之間流傳著一個說法：「左手掃描，右手傳能量。」以上說法又是否屬實？事實上並沒有這樣的公式，要用哪一隻手掃描或傳能量，全屬個人習慣。

由於大多數人的慣用手是右手，他們也覺得用右手傳能量會比較輕鬆有力。這也導致他們用同一隻手做掃描時能量順勢流出，在無意中掃到自己的能量，造成干擾。在這種情況下，左手的觸覺和感應力雖然不如右手敏銳，但因為干擾比較少，反而能夠讀到更多的訊息。

特別解釋，兩手都同樣有掃描與傳送能量的能力，只是兩手的強度或應用能力不同。這種情況在新人也會因時間和身心情況不同有多少不同，所以新手在一開始要穩定兩手的掃描與傳送靈氣能量的能力，至少要能夠掌握是什麼造成不穩定的原因。否則在需要進行靈療服務時，才不會出現失控或誤判。

掃描和能量傳導技術的基礎是手感和精神念力。若想學好靈氣，首要任務就是練好手感和精神念力這些基本功。雙手的敏銳度雖有差異，但只要經過導師指導，不出一至兩個小時就有明顯改善。在這裡再三提醒，學會不代表學好，雙手感應到能量只是第一步，之後還需勤加練習，才可以穩定提升手感的敏銳度。

81. Nexte 能量醫學裡講的身感和手感是指什麼？

身感和手感是指身體和手部通過感知神經而產生的能量觸覺。Nexte 能量醫學為了提升同學對於人體能量和靈氣能量的敏銳度，因此在課程中加入身感和手感訓練，以加深同學對不同能量性質的體會，從而讓同學更能善用不同能量。

情況正如當人對水的認識愈多，便愈能夠善用水的不同特性，改善生活。若人對水只有一知半解，那麼蒸氣機、水力發電機和電蒸鍋這些現代發明就不會面世。對能量也是一樣，了解愈多便愈能善用它。

許多能量其實是一種比風還要輕盈的微物質，跟風一樣不可見，未經訓練，難以察覺，導致它們一直被誤以為不曾存在。一般人也沒有想過去開發自己的能量觸覺，甚至認為沒有培養這個能力的需要。

但靈氣治療師就不一樣，他們必須要理解不同能量的特性，以便自己評估能量品質，隨時用來整調臨床療癒技術。這就像救生員一定要懂水性一樣，熟習水性才能在水裡應對各種危機。訓練有素的救生員雖然身處海中，看不見洋流，但也可以估計水流動向，看浪花而知潮汐漲退，繼而制訂最有利的救生策略。若不熟水性，又看不懂水文風向，憑心誠則靈的想法去救人的話，相信他也不會通過考核，也不能應付救生工作。

身為靈氣治療師，自然要對靈氣能量有明確認識，這不是說要研究它的物理性質，而是要懂得感知、辨別和控制能量。情況又正如中醫師施針用藥，他必須要了解這些工具的特性，掌握正確的使用方法，懂得善用針藥治療病患，而不是當個園藝盆栽或針工鐵匠。

靈氣治療師雖然不需日夜鑽研靈氣的物理性質，但也要理解它的特質，精通應用靈氣的技術，學以致用。在這個學習過程裡，身感和手感就能幫助靈氣治療師分析能量的特性，有助判斷人體的狀態，例如身體上某一個部位有什麼能量，有否異常，能量是平衡還是失衡，暢通還是阻塞，充盈還是匱乏，均勻還是漏失，能量純雜，甚至探知有否出現病變等等。經驗豐富的靈氣治療師就能通過身感和手感來判斷這些能量變化。

因此，靈氣治療師的手也被稱之為「**靈療手**」，既可感應身體狀況，又可解讀諸多訊息，傳送靈氣能量，施展療程。綜觀上述各點，身感和手感是靈氣治療師的必備感知能力。

有興趣學習這套被當成特異功能的身感和手感，一定要找 Nexte 身手感訓練出身的師資來學。這有幾個不為外人理解的原因：

(1) Nexte 身手感絕對無法速成。

(2) Nexte 每一級有每一級的 Nexte 身手感，只學一兩天是無法完整教學的。

(3) 身手感有基礎的肉身身手感，和進階的能量體身手感。

(4) Nexte 獨家身手感在師資點化時有道德授權，歡迎向有職業道德的靈氣導師學習。

82. 最常引致初學者掃描出錯的原因是什麼？

最常導致初學者在掃描時出現錯誤的原因簡直族繁不及備載。以下是五個最常引致掃描錯誤的原因：

(1) 自由心證，憑空猜想。
(2) 未有足夠練習，技術未精。
(3) 受到自己手心的殘餘能量干擾。
(4) 掃到能量但不會翻譯能量情況。
(5) 手感敏銳度低或含糊，掃描不知從何入手。

大部分問題其實都跟手感遲鈍有關，反過來看，只要新手用功提升敏銳度，那麼這些問題都能迎刃而解。

有些靈氣治療師很喜歡說一句話：「傾聽雙手的聲音。」這句話彷彿是在叫人要注意雙手，但卻沒有說明具體含意，叫人聽得似懂非懂。仔細一看，其實這句話忽略了一個大前提：聽得懂雙手的聲音。

換個更具體的說法，這句話其實是叫人理解雙手所感應到的能量資訊。這種手感是需要知識與技術配合下才能發揮功效，若是缺乏相關條件，掃描時便很容易錯漏百出。雖然人無聖賢，但專業靈氣治療師也要盡力減少失誤。

一位經驗豐富的廚師能用手隔空評估油溫火候，因為心中有把可靠的尺。那麼專業的靈氣治療師又豈能隨意評估個案病情呢？總括而言，掃描就是用手閱讀能量的方法，只要雙手不能準確閱讀和翻譯能量的話，就很容易診測出錯。除此之外，靈氣治療師也只能參考掃描結果，協助了解個案當時的身體狀態，不可取代醫學或檢驗各科的專業診斷。

掃描技術是經過將近百年承傳下來的功夫，相信各大門派都有其獨特的傳授方法。手感掃描訓練是本學校的獨家課程，而手感技術是由本學校開發的獨家特殊教綱。雖然課堂裡有教手感掃描，但同學仍需在課餘時間勤加練習，穩定提升技術水平。

我為了 Nexte 靈氣療法一級同學能夠善用五十二場自療練習，才特意安排在學期初傳授手感掃描技巧，與百套手位書，讓同學在餘下的幾個月時間把它練到最好，並且盼望同學在學期尾聲時，已能運用手感簡單評估個人身體狀況。

83. 靈氣療法裡講的接地（Grounding）是指什麼？

接地（Grounding）這個字有許多層意思，在身心靈界則普遍被當成是「紮根、接地」。在 Nexte 能量醫學的理解裡，接地是指一種用來排出多餘能量的技術。靈氣療程多用補洩技術來平衡體內能量。排出能量這四個字看似簡單，實際上涉及許多不為人知的知識與技術，課堂將會詳細解釋，這裡就先談談接地的實際作用。

用接地能排出什麼能量呢？答案並不是所謂骯髒能量或負面能量，骯髒和負面字義太廣又含糊，加上現代人的健康多少都有點問題，不是有大小疾病就有亞健康體質，本來人人的能量都不太「乾淨」，假如人人都把個人能量統統瀉掉的話，也太不合理了吧。

能量的種類很多，不必以偏概全地把所有能量都看成是負能量。在接地前，要預先設想接地時該排出什麼能量，為何要排掉它，用哪一種方法接地，何時需要接地等問題，以便對症下藥。

在靈氣分享會（Reiki Share）裡，靈氣治療師會用接地來排掉多餘或不需要的能量。因為在進行靈療時，若有兩位靈氣治療師需要同時把靈氣能量傳送到個案身上，而在療程終結時，他們身上都累積了多餘的靈氣能量，導致能量失衡。為了恢復平衡，較資深的靈氣治療師便會用足輪或湧泉穴接地，把三人身上的多餘能量同時瀉掉，這種接地技術比單人療程所用的接地技術還要費勁許多，但卻有助於平衡各人體內能量。

接地的技術雖然不多，但一樣須用精神念力引導。換句話說，在 Nexte 能量醫學裡，幾乎每個技術都需要用到精神念力，因此靈氣治療師的精神念力水平就非常關鍵，會直接影響療癒效果。初學者需要花長時間訓練精神念力，務求它能穩定發揮。另外，分辨真假、虛實的能力也同樣重要。

Nexte Reiki 能量療法一〇〇問

第五部分：靈氣的應用

傳聞只用兩手一擺，靈氣可以自動治療任何病痛。世界上又是否真的有這麼神奇的事？蘇菲亞將講解到底如何才能真正善用靈氣能量。

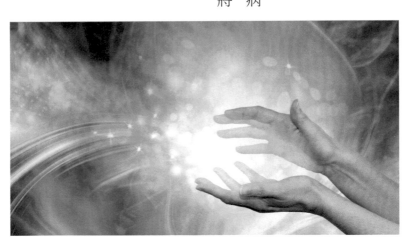

84. 若然靈氣的性質像遠紅外線，那為什麼不乾脆使用遠紅外線儀器來傳導靈氣能量，反而要借用人手來傳導靈氣呢？

靈氣治療師需要用手傳導靈氣有以下四個原因：

(1) 靈氣本身不是機械性的遠紅外線能量，它只是暫時被引進靈氣治療師的身體裡，再轉化成某種有機的遠紅外線能量頻率，用於治療。而遠紅外線儀器並沒有傳導靈氣能量的功能。

(2) 醫療單位的確會使用遠紅外線儀器來進行部分療程，可是它能傳導的能量有特定頻率限制，不能隨意調節，同時也只能輸出能量；受過訓練的靈氣治療師就可以調節他們所傳出的能量的濃度和頻率。

(3) 遠紅外線療法已為人所用，功效已獲大部分醫療專業人員與病患者肯定。

(4) 遠紅外線儀器所費不菲，但缺乏針對性與操作性的彈性，無法像靈氣治療師一樣能夠運用特定手法或傳導技術來處理局部問題。

遠紅外儀可以促進重要的生物效應，改善微循環，又能夠穿越皮膚，到達肌肉層，擴張微血管，降低血黏度，加快血液流速，增加紅血球變形能力，使更多紅血球更容易進入微絲血管。

但無機遠紅外儀只能以固定頻率在特定的身體部位上產生作用，長久使用會造成細胞彈性疲乏或老化；相反地，訓練有素的靈氣治療師則能夠傳出不同有機的遠紅外線靈氣頻率的能量，手法靈活，也不易造成細胞彈性疲乏。

85. 靈氣可治百病嗎？

有人認為現代靈氣治療師還可以像臼井先生一樣用靈氣治療百病，忽略了個人能力與臼井先生的差距，不知不覺地誇大其詞。雖然我在不同的課堂裡都會糾正這些誤解，但我還是在這裡集中講解為什麼「靈氣可治百病」是個美麗的謬誤。

靈氣能量是指一種以特定頻率範圍存在於大氣的能量，它的天然情況並沒有治療效果。這就像標榜太陽能或其他能量可治百病一樣，語弊處處。

若無法收集並善用靈氣能量的話，它基本上無法療癒任何病痛。若要靈氣發揮療效，它就必須經由靈氣治療師運用特定技術收集、提純和傳導，再根據醫療知識應用到個案患處。

每當聽到有人聲稱靈氣可幫助患者釋放身心健康的障礙時，我都會百思不得其解。因為我會反問：身心到底有何障礙？要怎樣釋放？這是關於如何進行淨化排毒的問題嗎？那需要釋放的是什麼？他們怎麼知道患者有障礙？怎麼釋放障礙？這句話看似說服力十足，但卻是在無知與含糊的語義中空畫大餅。這跟用靈氣做療癒這句話一樣，也是含糊無比。

身為現代靈氣治療師，我主要會想靈氣療癒適合療癒什麼問題，如何提升靈療效果。除此之外，靈療還有不同層面的事值得靈氣治療師細心考慮，這包括制訂保障病人的措施，改善診斷方法，準確找出病因和評估病傷程度，改良技術等等。

情況正如病人去看西醫醫生，假如醫生只把兩手擺在病人身上，喃喃自語一小時，最後配上一個溫柔萬千的微笑說：「病好了。」那你會相信他的話嗎？若不相信的話，為什麼你又會相信把手放身上便能釋放身心障礙呢？

大家還記得在九十多年前，高田女士到林忠次郎先生裡接受靈療的歷史嗎？當時連受過西醫訓練的林忠次郎先生也要花上六到八個月的時間才治好她的膽結石和腫瘤。現代靈氣治療師既沒有靈通靈療能力，又沒有受過正式醫學訓練，又如何能夠比林忠次郎先生醫官的靈氣還更快速治好千百病呢？

一般人並不會花很多時間鑽研靈氣，也不會接受基礎醫學教育，導致他們無法發揮靈氣的真正療效。若再相信只要用兩手一擺加上心誠則靈，就可以治好百病的話，就很容易耽誤病情了。

現代的靈氣療法不是靈媒用靈通力治病，臼井先生能用靈氣治好百病的靈通能力也早已失傳，所以我衷心希望同學不要以為自己也能輕易像臼井先生一般，高估個人能力水平。另外臼井先生自己也因病過逝，更證實了靈氣並不能夠治好百病。

不時有人因治療失當而耽誤病情，案例層出不窮。為了打破這個誤解，我再舉一個許多人都愛接的憂鬱症個案為例，說明一位缺乏醫學訓練的靈氣治療師會如何耽誤病情，嚴重時更可釀成憂鬱症患者自殺的案例。

憂鬱症的病理非常複雜，在醫學上屬於精神疾病範籌。憂鬱症的出現通常是因為是大腦下視丘一帶，腦下垂體和腎上腺系統（HPAaxis）產生發炎反應，同時也包括代謝系統、神經系統與內分泌系統的反應路徑呈現異常狀況。憂鬱症的病因可能跟患者的精神狀態和心理健康有關。除此之外，它還可以是眾多慢性病的併發症狀之一，例如：糖尿病、心血管疾病和慢性疼痛等等。

再者，全身性疾病也有可能引發出憂鬱症。在上述這麼多情況之下，憂鬱症也只是病標，不是病本。由此可見，憂鬱症是無法只通過兩手一擺就能輕易治好。

假如只求個案暫時感覺良好的話，更有機會讓個案錯過黃金治療期限，誤以為這種手法可取代正規醫學療程，表面上看似感覺良好，實際上是在加劇病情惡化。在這個時候，我們更不能用「療癒是一個恩典」或者「個案感覺好多了」等等安慰句來一語蔽之。

Nexte 能量醫學課程無疑是為了提升靈氣治療師的學識與能力水平，避免以上事故一再發生，才要求同學花最少六個月修讀課程，並用幾十萬多字的篇幅去講解靈氣的知識，傳授正確的療癒技術。經過這樣的訓練，先不說是否能發揮靈氣的療效，但至少可以大幅減少耽誤病情的風險哦。

86. 靈氣可以保護我免受靈物侵犯嗎？

靈氣能量只是一種以特定頻率存在於大氣之中的能量。在適當的操作之下，它可以催化有機體內的生化作用，對身體健康產生正面影響。靈氣能量也如其他能量一樣，各有特性，也有不同功用，互相無法直接取代。

舉個例子來說，比如太陽光可以殺菌，可以轉化成電力，可以經過光合作用轉生成碳水化合物，但人曝曬於陽光之中不能當飯吃，也不能當水喝。不同能量的特性也成就了不同功能。我們不需要為某一種能量無限上綱，誇大其辭。

同一種事物有著許多種應用方式，而這些應用方式都受它們本身的性質限制，例如：電能不能種菜，水不能直接用來當床睡。

水床之所以能夠載人，是因為它有塑膠保持水床的形狀，在地板上也能產生承托力，使水不往外漏，承托身體。靈氣的應用方式也如是，它只能催化生化作用，用於療癒，但就無法抵禦靈物侵犯，也不能當作防護罩來阻擋其他能量入侵。

這邊可能會有人好奇說，到底有什麼方法可以把靈氣變成能量保護罩呢？樂觀一點來說，目前還不可以，但當轉變方法出現時，也許在未來就有可能了。為什麼呢？因為靈氣能量不是萬能。

前文已經解釋過，靈氣能量並無保護作用，尤其當一般人都不知道要隔絕什麼能量時，也難以找到相應的防禦方式。再者，當一般人受到靈物干擾時，他的精神念力並無法抵擋靈物干擾。因為精神念力的強度也是受著肉身與能量體的能量強度限制，假如當時人的肉身與能量體狀態只容許他產生五分力，那他便不能產生六分或以上強度的精神念力。

一個人的肉身和能量體的能量強度比靈物弱時，才會受到干擾，而他能產生的最高能量或精神念力強度也不會比靈物高，所以受到靈物干擾的人是無法用精神念力去抵擋靈物。那麼把靈氣觀想成保護罩又可行嗎？

觀想一般是指想像力。觀想這個動作也只是腦子內的神經活動，想法能否轉化成現實就受著許多客觀條件限制，並不是人人都能輕易把靈氣觀想成金鐘罩去保護自己。

假如有人能把靈氣觀想成金鐘罩去保護自己的話，那為什麼不把它觀想成其他東西，例如把靈氣觀想成流動數據網絡、類固醇或者瑤池金母，用來通訊，消炎，驅鬼兼防身？由此可見，想像力不能把靈氣變成金鐘罩，它不能保護人免受靈物干擾。心想事成其實沒有這般容易，否則天下就沒有曠男怨女，人人都能中樂透了。

這些功能無疑是人對靈氣的期望，與靈氣能量的實際功能沒有關係。靈氣和靈學都有個靈字，但此靈不同彼靈，兩者指的是不同概念，不能混為一談。兩個概念確有重疊之處，但並不代表性質完全相等。

舉個例子，「植入」這個動詞的含意會根據不同語境而有所改變。植入是指將某件事物像栽種一樣放入到另一件事物之中，成為某件事物的一部分，確實意思會隨著不同語境而有所改變。

在牙科醫生的角度裡，植入表達的是可能是指植牙；婦科不孕症醫生則用植入來描述人工受孕的過程，字眼所表達技術與功能跟牙科醫生所說的有天淵之別。若有人把這兩件事混為一談，便反映出他對植入的意義只有一知半解，既不懂牙醫的植牙，又不懂婦科的人工受孕。那靈氣跟靈學的重疊之處是什麼呢？

靈氣是一種能夠療癒有機生命體的能量，也能影響有機生命體的心智功能。靈氣跟靈學的交疊之處，在於靈氣能量可以跨越空間，能同時存在於現實界與靈界。所以它能療癒有機體生命體和有機體之上的能量體。

即便如此，靈氣卻無法阻擋病毒入侵，無法隔絕人身攻擊，也無法抵擋靈物攻擊，更無法取代維他命當補藥。簡單來說，靈學是一種形而上學，而靈氣是一種能量，兩個名詞的定義完全不同。

到目前為止，世界還沒有一種萬用能量出現。能量的存在就像水一般，水可用來洗滌身體，又能滋養身體機能，但不能保護人免受疾病煎熬。靈氣有療癒效果，可是無法被當成防身工具。

在 Nexte 二級能量醫學訓練之中，同學就要學會把靈氣當成「養氣」或「殺氣」來使用，各有功能，詳情容後再說。說到這裡，相信大家就明白靈氣為何不能保護我們免受靈物攻擊了。

87. 每一次淨化排毒完成之後，我們怎麼才知道已經順利排毒呢？

這個問題問得很好，是一個很讚的問題。因為問題裡有「每一次」這三個字，反映同學已察覺到淨化排毒不是單次過程，思維已脫離新人階段。每一次做靈療都有淨化排毒的效果，我們要明白，淨化排毒的性質都會因應淨化排毒的目標、體內「毒素」的水平、身體狀況、病症的種類、療程設計、居住環境和生活習慣而有所不同，這些因素都會影響淨化排毒的具體表現、方式與效果。

用戒菸療程來當例子的話，吸菸者想通過靈療來戒除菸癮，靈氣治療師就要先判斷他的菸癮是屬於生理性還是心理性。假如他的菸癮屬於生理性，戒菸療程的目標便是療癒口肺肝心腦等相關部位。推而論之，淨化排毒的方式與目標也會根據他的呼吸系統狀況而定。當然，當他踏入淨化排毒期，他身上的排毒管道和呼吸系統也會出現排毒反應。

淨化排毒是身體持續處理、代謝和排出毒素的過程，而不是單次生理淨化作用，也不是一時養生功夫，過程就像人每天都要洗臉、刷牙、洗澡和娛樂減壓一般平常，持續以不同方式發生，使最終能達致淨化排毒的功效。換句話說，不少生活習慣都有淨化排毒的功能。

靈療裡的淨化排毒也只是眾多方式的其中之一。毒不同，淨化排毒的方式也不同。不論是任何身分、地位和職業的人，都需要採用相應的淨化排毒措施，排除各種身、心毒素。就連受過嚴格訓練的醫療人員，他們也需要用到各種的淨化排毒措施來保障個人健康，靈氣治療師也要如此。

靈氣治療師還要處理肉眼看不見的能量毒素，警覺性更要有所提高，同時也要學習排除能量毒素，習慣成自然，久而久之便會對各種毒素有所防範，時刻保持警覺。

現代生活裡的毒素來自四面八方，避無可避，為了讓身體機能夠持續有效地運作，淨化排毒是個終生事業，它既沒有規範，又沒有終止，非常值得學習。

88. 靈氣對什麼疾病沒有效果？

首先，靈氣只是存在於大氣之中的一種能量形式，並無法直接用來療癒任何疾病。靈氣能量只要經過靈氣治療師吸收，提純，再傳去病處，靈氣才能平衡患處的能量，發揮療癒效果。目前了解 Nexte 靈療對免疫系統、內分泌系統、神經系統、細胞代謝和精神健康都有顯著療癒效果，對其他健康問題的療效則不那麼明顯，但可與跟其他主流醫學療法配合，擴大它的療癒範圍。也期望不久的將來，科研與實驗會證明出靈氣更多的功能。

如上文所述，靈氣能量必須通過靈氣治療師的技術，才能發揮療癒效果。綜合多項研究和觀察而知，靈氣治療師的傳導技術、療癒技術和醫學知識會直接影響療程的效果。除此之外，Nexte 能量醫學也主張以靈療輔助其他醫學療法，紓緩病人的身心不適，加速身體的復康速度。

靈氣第二代掌門林忠次郎先生也提倡把靈氣融合西方醫學，有關概念經由他與林忠次郎先生共同實踐和改良，把西方醫學概念用於靈氣療法，包括解剖學、病理學、診斷學與病歷等等。

百多年過後，Nexte 能量醫學也延續以上精神，試圖把靈氣療法與中醫學互相揉合，有望發展出更多具有實際療效的靈療措施，擴大靈氣的應用範圍。

因此，假如這條問題是以靈氣治療師缺乏相關技術與醫學知識為潛台詞，那麼靈氣輕則不能對任何疾病產生療效，重則更會導致病情惡化，產生負面影響。

89. 如何區別能量體能量水平的高低？這是否取決於身體的健康狀況？如果身體常常生病，能量體的能量水平就會很低嗎？

首先，肉身與能量體的能量是屬於兩個不同層面的概念，彼此關連密切，甚至會互相影響。由於一般儀器並無法具體顯示身體和能量體的能量數值，所以本學校一般會採用克里安儀的光子測量技術來量度有關數值，加以記錄。

通過觀察由克里安儀收集而來的數值高低分布，我們就能比較能量體在不同情況下的狀態，繼而去分析和推斷能量值的變化趨勢。這些奇妙變化雖然可用儀器觀察，但若沒有儀器可用的時候，也可以採取一些簡單的能量測試方法來評估能量狀況。這些技術將會在現場實習課裡傳授，資深同學也會為新生提供這類測試服務。

我們發現身體的健康狀況與能量體的能量水平沒有必然的正比或反比關係，數值會因應不同情況改變。舉個例子，當人有亞健康體質的時候，他的能量體與肉身通常會出現能量匱乏，呈正比關係；當人喝下了咖啡，能量體的能量便會大減，肉體的能量反而提升，呈反比關係。

換句話說，在不同情況，兩者的反應都有不同，沒有絕對關連。當人的肉身常常生病，他能量體的狀態通常不會很好。可是長者的能量體又不一定比年青人的虛弱，可見能量體的狀況跟年齡也沒有一定關係。以下個案就是一個好例子。如圖表十七就有一個克里安光子儀的測量記錄，顯示了一位母親剛生產完兩個月，可見她的能量體非常稀薄，比一位百歲老人的能量體還要弱小許多。

這說明雖然長者的肉身老化，他的肉身的能量也不及年青人的豐厚，但他的能量體能量竟然比一位年輕母親還要強大。這個例子說明，能量體的狀況與肉身年齡和機能沒有直接關係。

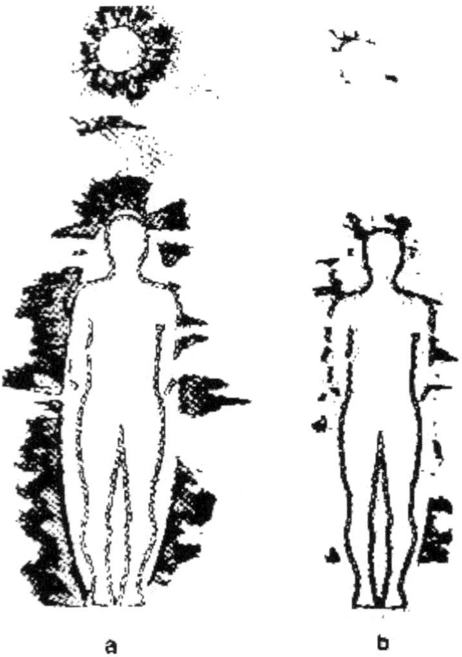

Fig. 3.2. BEO-grams of a two-month old girl (a) and her mother (b).

【圖表 17】百歲老人與年輕媽媽的能量對比圖

【圖表 17 說明】這是一位正在照顧一個兩個月大嬰兒的年輕母親（右方）和一位一百零二歲老人（左方）的能量體比較，讓人觀察到母親的身體雖然還非常年青，但其能量體已被嬰兒消耗殆盡，比老人家的還要薄弱。

【圖表 17 出處】KonstantinG.Korotkov.(2002).HumanEnergyFieldStudywithGDVBioelectrography.FairLawn:Backbone.

90. 我從小練氣功的「寒冰掌」，體質性寒，容易過敏，冬季手腳非常冰冷，即使運動身體熱，手腳依舊冰冷，請問學習能量醫學可以改善以上體質嗎？

我不懂什麼是寒冰掌，也不知道大家對寒冰掌的定義又是否一致，你也許是在形容手掌長期冰冷。假如你從小就練寒冰掌的話，不就是想維持寒冰般的寒冷體質嗎？為何還要退掉呢？問這個問題的原因是因為希望寒冰掌自己退掉嗎？這能夠符合不練就消退「用進退廢」的現象嗎？

靈氣治療師應該把靈氣應用在自己能夠理解和處理的問題上。在開始進行療程之前，靈氣治療師要先了解個案的問題與目標，從問診找出可能的潛在病因，了解箇中病理之後，再去判斷個案是否適合接受靈氣療程。

靈氣治療師要知道靈氣療程也有它的專業規範，每項措施都要有所依據。如要改善這種身熱手不熱的體質，靈氣治療師要先判斷該治標還是治本，繼而再討論能否用靈氣療程有效改善，最後才考慮使用什麼療程來療癒這個健康問題。

學習靈療可以改善這種體質，但也不可以，答案視乎要治標還是治本。可以的原因是，雖然用暖暖包或手套襪子效果更快，但靈療的確也能暫時暖和手腳。

若要長期改變這種體質的話，靈氣治療師就需要細心診斷，看看這是出於亞健康體質還是源自於某種疾病的徵狀，有所對証之後再決定用什麼療法來調理，或跟醫學結合改變它。

除此之外，靈氣治療師還要先了解以上體質是否由其他先天或慢性病造成。若手腳冰冷是屬於病標這種下游徵狀的話，那查明源頭才能根治病本，否則用暖包或戴個手套就可以暖手了。如果只想暖暖手的話，用靈氣來暖和手腳並不是一個最佳方法。

順帶一提，一般靈氣治療師在做療程時，他們的掌心和手指的溫度會升高。對擁有寒冰掌的同學而言，他們傳靈氣時則需要多花一些時間才能讓掌溫升高。

91. 接受靈氣點化對治療重大疾病和憂鬱症有具體幫助嗎？

我要講出一個事實：西式靈氣的靈氣點化對治療重大疾病和精神憂鬱症沒有具體幫助。靈氣點化主要作用在於調整脈輪這個能量管道，改變能量流動的方式，以改變身體能量對靈氣的適應力，本身沒有「直接」的療癒身心的功能。

如果比擬肉身進出的管道，脈輪就如肉身鼻孔、嘴巴、肛門和尿道等排泄代謝物的器官一樣，脈輪只是能量的出入口。療癒喉輪和心輪可以治療新冠肺炎嗎？療癒眼睛甚至頭皮或頂輪，可以治療思覺失調或憂鬱症嗎？當然不行。管道都有它自己的功用，我們不應誇大脈輪的功能。若肉身病的病人在接受點化後缺乏適當靈療訓練，除了期盼落空之外，也有可能釀成能量病，更可能會耽誤病情，得不償失。

至於靈氣能否療癒憂鬱症，實情有不少精神憂鬱症患者因為接受過不良靈氣療程而病情惡化，有人更因此受害。憂鬱性障礙一般只能由精神科醫生按照美國《精神疾病診斷與統計手冊》（簡稱：DSM）或世界衛生組織《國際疾病分類》（簡稱：

ICD）內的標準作出診斷。當憂鬱症惡化，患者的大腦功能會全面退化，甚至會導致腦內的某些區域出現萎縮。嚴重的憂鬱症患者在處理、接收與傳遞訊息的能力會逐漸變差，導致他們的工作能力和記憶能力逐步退化，生活受到負面影響。

當症狀進一步惡化，患者會難以集中，其記憶力、思考能力、邏輯思維等高階認知功能也會變得遲鈍，造成負意識循環。另外，憂鬱症會永久傷害大腦的認知功能，表面看似是治好了，但患者的大腦功能也不會完全恢復。

多項研究顯示，憂鬱症病人的下視丘、腦下垂體和腎上腺系統（HPAaxis）會產生發炎代謝反應，神經內分泌反應路徑也經常出現異常情況，會與糖尿病、心血管疾病和慢性疼痛等慢性疾病一併發生。

由此可見，憂鬱症的病理非常複雜，要是靈氣治療師沒有經過醫學訓練，缺乏相關知識，便不會明白憂鬱症與憂鬱情緒分別。憂鬱症是疾病；憂鬱情緒是情緒。憂鬱症對專業醫師來說是種非常複雜的病症，難以根治。

所以靈氣治療師和其他門派療癒師都不應該逾越這條界線，別以為速成能量療法可以取代精神醫學療程，凌駕於精神科醫生的專業之上。我經常被同學問到這個問題，雖然我也是醫師，但也不願胡亂跨越這條尊重專業的界線。

一般靈氣治療師不要覺得讀過幾篇文章就可以當專科醫師，胡亂提出醫療建議與指導，誤導個案。有人甚至會開出精油處方或用速成催眠法，把個人經驗當作療法的理論基礎，扮演起精神科醫師去治療憂鬱症，這是危險到不尊重他人生命的行為哦。

92. 假如個案的生活習慣不改，個案接受靈氣療程是否只能暫時改善他的身體能量狀況？

答案也是，也不是。是的原因：當生活習慣的確是病源時，靈氣療法只能暫時紓緩病標症狀，改善對方身體下游部分的能量失衡。不是的原因：若個案的健康問題大多是由生活環境和先天遺傳問題造成，而他生活習慣也只是影響病發嚴重程度的誘因之一。在這個情況下，靈氣是無法改善他的能量狀況。

現代醫學技術日新月異，現代人對許多舊有的習慣和觀念都有不同的理解，加上生活環境不停變異，導致過去的經驗也未必能夠套用到現今生活當中。

所以我都會建議靈氣治療師量力而為，並持續學習，接受多元化的醫學教育，並把靈氣療法融合到不同醫學知識體系中，進一步擴大它的應用範圍，與時並進，避免不必要的失誤。

前文有提到肉身的能量不等於能量體的能量，靈氣能量也不能取代體力。如果為了補充體力而傳靈氣能量也只會徒勞無功，反而透過淺層冥想就能幫助我們恢復體力。再者，靈氣能量的主要功能是療癒，而不是補充體力，也不能代替維它命補充營養素。

如果對方的生活觀念與習慣不改，不管靈氣治療師採取什麼療法都只能暫時紓緩徵狀，無法根治問題。靈氣治療師要切記，外在環境因素和先天影響才是病本，生病所產生的不適與反應只是病標。

任何靈氣治療師都不應該頭痛醫頭，腳痛醫腳。觀念不改，仍相信靠兩手一擺就能治百病的話，靈氣療法也只會淪為哲學安慰劑，以為個案感覺良好就是療癒有效了。

93. 靈氣可以療癒家人的負面情緒嗎？假如可以的話，一般人學習到什麼階段才可以療癒負面情緒，療程又會以什麼方式進行呢？

負面情緒只是一種情緒反應，也是心理活動的結果。因此，真正要解決問題應該是引起負面情緒的主因。為什麼呢？因為心理因素不是用三言兩語就能說明白，如果撇開深層心理因素不談，靈氣治療師又能否單純地袪除負面情緒，治標不治本呢？

一般人感受到負面情緒的過程其實是心理的「排毒作用」。長期壓抑負面情緒而又不去適當渲洩，心理也不會健康。靈氣能否療癒這種心理現象呢？簡單而言，即便靈氣能讓個案暫時平靜下來，緩和心理上的不快，也是治標不治本。

若硬要把靈氣說成是心理療法是說不通的，因為我們並不知道負面情緒因何而生，就算在一時三刻內知道相關因由，了解也只會非常片面，缺乏全面認知，無法從根本入手。

人人都會產生負面情緒，渲洩負面情緒就像肉身排泄一樣平常，重點在於妥善處理負面情緒。有部分亞洲人習慣把負面情緒渲洩到別人身上，推卸責任，常常說出一些像是「是你讓我火大，惹我心情不好」的話，邏輯就像「是你讓我想隨地吐痰大小便的，都是你的錯」一樣，亂賦因果。西方社會則普遍認為人人都應該管好個人情緒。

個人情緒是私人領域的事，管好負面情緒不要表露人前，甚至中小學都有情緒管理教育。他們主張把個人情緒當成是私人生活的一部分，與別人無關，從小養成不把情緒表露人前的習慣。這也導致他們習慣壓抑負面情緒，結果反而壓力愈大，對自我的傷害也愈大。

縱使東西方處理負面情緒的方法有異，但如果對於負面情緒置之不理，不斷壓抑，不管是對東方人還是西方人來說都是百害而無一利。至於要如何妥善紓發負面情緒，便需要文明教育來解決，靈療無法處理。

那麼靈氣可以緩解負面情緒嗎？答案是也可以，也不可以。靈氣若能緩解負面情緒，便需要滿足兩大條件：一、**明白引起負面情緒的主因**；二、**確定靈氣療程能夠緩和有關影響**。

如果以上兩大前提都能滿足，那麼就有把握了。可是這個情況如果超過亞健康的範圍，療程就需要由二級或以上資歷的同學來執行，確保服務素質和療程效果。另外，這也可以樹立良好的形象。若然連自療都做不好就為他人療癒，效果肯定參差，形象不良，影響深遠。

在處理這類個案時，靈氣治療師應先問診，找出主因，然後再按病因而定論。假如在問診的過程裡，意識到個案急需中西醫專科治療，靈氣治療師就要馬上轉介個案，不要耽誤病情，免得造成遺憾。

一直有不少醫療人員學過靈氣，也有學過能量療法的人進修中西醫學，懂得一定醫療常識。因此，本學校期望資深學生具備一定基礎醫療知識，懂得分辨個案是否適合接受靈氣療程。

為了培養同學能夠具備以上素質，我會要求 Nexte 能量醫學二級同學善用課堂知識，用以問診了解，然而根據基礎醫學理論來設計療程，執行有效的療癒方案。話雖如此，實情有很多靈療新手還不知道該如何下手，把靈氣當做神跡，以為用兩手一擺就會把病治好，連小心診斷病情，避免耽誤病情的基本意識都沒有，以為立意良好就可以罔顧病人安全，有違靈氣療法的專業精神。縱使有人認為「不知者不罪」，但若明明可知卻選擇不知，那麼這種不知者便罪加一等，不可不察。

94. 靈療可以療癒自己和其他人身上的各種不明酸痛嗎？療程又會用什麼方式進行呢？

這個問題問得很好。答案一樣是也可以，也不可以。靈氣療法可療癒自身酸痛症狀的前提是：只求緩解酸痛。如果要根治嚴重酸痛病症，患者就要轉看專科醫生哦。當靈氣治療師未能診斷引致酸痛的主因時，長期接受靈氣療程也許可以緩解酸痛，但卻未必能夠根治酸痛。

因為酸痛的病理原因與證型有很多種，未經診斷就不能對症下藥，無法緩解痛症。雖然靈氣治療師可以把它緩緩一治，但若只緩解症狀就可能拖延病情，叫患者忽略種種健康警號，釀成更多危機。

總括而言，只要我們不明主因就無法根治酸痛。在這個情況之下，靈氣治療師也只能亂槍打鳥，效果不彰。假如連療癒的對象和目標都沒有，那就更沒有療法可言了。

假設自己或它人身上的酸痛從不明原因轉為明白了為何酸痛，靈療有三種方式可以進行：

(1) 資淺的靈氣治療師做自療。
(2) 資深的靈氣治療師做他療。
(3) 若超過自己能力，資淺的靈氣治療師配合其他醫療專業做療程。

95. 為何精神病患者大多數是治不好的？這和靈氣有何關係？

假如靈氣治療師遇到患有精神病的個案就千萬不要接案，要馬上轉介給精神科專業醫生處理。簡單來說，靈氣治療師要量力而為，不要以為靈氣是萬能，無所不治。這種一廂情願的想法真的很容易會殃及無辜眾生。雖然以愛助人，本意雖好，但也要善用知識，避免好心做壞事。

再者，精神病患者的腦部大多已呈現器質性改變，意思是說精神科專業確定他們的大腦已經出現病理性狀況，而且是由慢性病因引起，這類患者需要長期專業治療才有望改善病情，靈氣治療師並不適合接收這類個案。彰顯愛心也要保持理智，千萬不要立意良好而自告奮勇，也不要把病因歸咎鬼神之說，免得耽誤病情。

在療癒精神方面，靈氣主要是緩解輕症或暫時性情緒與精神問題，在療癒精神重症時，靈氣還是比較適合與精神科專業合作，務求個案得到有效治療。

96. 靈氣可以用在臨終和安寧服務嗎？靈氣可以為臨終人士做些什麼？

簡單而言，靈氣可以為臨終之人帶來身心平靜。因為靈氣能量溫煦，可安神鎮痛，能按撫肉身與能量體的不適。人在臨終之時，便會進入一個特別的內在境界，一半能量體漸漸與肉身分離，一半能量體漸漸浮現。

他們會覺得自己慢慢失去肉身的控制，另一方面又體會到能量體開始與肉身分離。這種新的體驗常常讓他們覺得困惑無助。靈氣療癒能鎮定肉身，同時安神，又可讓臨終者感應到能量體被療癒的感覺，慢慢習慣自己的能量體，認識能量世界，從而陸續減少對能量世界的不安和恐懼，平靜地面對生命的終結。

另外，臨終後也是傷痕累累之時，因為新魂一離開肉體，便會見到人世的所有真相。這也是一個幫他做療癒的好理由，畢竟靈氣對療癒能量體有良好效果。

97. 現代醫療會如何應用靈氣能量醫學？

現代醫療已開始用幹細胞進行治療，例如修補膝關節，但是價格非常昂貴。現代醫療重視整體治療，包括管理細胞和臟腑的微環境。

縱使醫學技術已進步到可在基因層面進行治療，但現代西方醫學仍有許多無法解決的問題，如何改善人體的能量循環就是一例。目前中西醫療界仍未能完全掌握能量療法，如何改變人體的能量循環就是箇中之謎。

某些歐美國家的健保範圍已包括靈氣療法。這類輔助療法通常會用於手術前後的調理工作。在西醫體制裡，靈氣療法主要對免疫系統、內分泌系統、神經系統、細胞代謝及精神狀況五大範疇有顯著療效。

這當然是在配合醫生診治的情況下才能發揮如此效果。若是西式靈氣療法配合中、西醫處方和食療三管齊下，相信以上措施會對調理病人健康有顯著功效。

目前西式靈氣療法已被西醫醫療產業劃分為替代療法。美國已有一千多家合法醫療機構、學校和組織採用靈氣治療，但一般西式靈氣還是不能夠完全獨立作業，須配合其他療法一併應用，互補不足。

雖然西式靈氣理論是建基於西方醫學理論，但靈氣治療師也不要固步自封，須常常保持開放的態度，看看未來能否跟中西醫學進一步互相融合，擴展能量療法的應用範圍。

經過無數成敗，過往的經驗不斷提醒我們要在能與不能之間尋找可行方案。整個過程就像傳統中醫的發展歷程般，一切由經驗論開始，再由歷代前人不斷研究，慢慢才讓現代中醫走向實證，用不同方法測試、實驗，務求用大量實證成果來提升療法效用。因此，我不時鼓勵同學要把握機會，進修中西醫學，有望在來日與中西醫合作之時，便能學以致用，應用各家之長。

另外，雖然目前已有研究人員著手研究靈氣對癌症的療效，但仍然存在著許多未知之數。在線上醫學文獻數據庫 Pub Med 裡，就記載有許多關於用靈氣治療癌症的論文，可是一般醫學實驗是根據假設或醫學理論出發，並運用可以控制的實驗程序、變量來重覆導引出相同的實驗結果，這樣才能證實實驗的假設。

換言之，在可控變量之下，用同樣的方法可以產生相同結果，這才算經得起反覆驗證，實驗才算可靠。按照目前的發展，雖然靈氣具有療效，但還是無法穩定掌控有關變量與實驗結果。

再者，關於靈氣療癒的醫學原理、運作邏輯和操作方法仍在探索階段，使靈氣學術研究困難重重。這可能是因為學者對靈氣的認識不深，行裡人很難叫行外人把靈氣研究做得有聲有色；另一方面，注重實證療法的靈氣派別不多，以醫學理論為療癒依據的派別更是屈指可數。因此，要做出一個出色的靈氣研究絕非易事。

靈氣能量醫學有著很高的研究價值，希望有心人能投入更多資源去資助相關研究，有望早日印證靈氣療法背後的醫學理論和邏輯，發掘出更精確的驗證手法和療癒技術，實證成果。在這個基礎之上，他日若是這門學問能夠融合中西醫學療法，便有望更上一層樓了。

98. 靈氣能量可以補充身體養分嗎？

如前文所述，靈氣並非補充人體能量的最佳方法。那麼靈氣又能否補充身體所需的養分呢？當然不可以。

物理學家已證實能量無法百分百地完全轉換，例如在熱能轉換為機械能的過程之中，總是有一些熱能因各種原因消散，無法完全被人轉換利用，這個能量的退化數值就是「熵」。根據「熱力學第二定律」，在封閉的系統裡，假如所有能量都不停轉換的話，最終都會變成熵，直至全部的能量都退化失效。

除此之外，在愛因斯坦二十六歲時，就發現了能量與物質的關係式〔$E=mc^2$〕（意思是指能量等於質量乘以光速的平方）。這條公式的含意是：物質是一種非常濃縮的能量，少量物質就可以釋放出巨大的能量。反過來看，以上公式也意味著需要用到龐大數量的光子能量（光基本粒子）才能得到極少量的物質。這不禁叫人猜想，到底要多大的能量才可以把靈氣能量轉化為養分呢?答案呼之欲出。

在八十年後的今天，英國倫敦帝國學校（Imperial College London）的科學家已成功想出在實驗室中將光轉換成物質的方法。他們的構思是利用高強度激光（雷射光）把電子加速至接近光速，然後撞擊一塊金板，激發出能量強過可見光十億倍的光束，同時另一道激光束則被送入一個小而中空的黃金容器內部的淺薄表層上，這種容器被稱為空腔（Hohlraum）。這兩種來源的光子相互碰撞，其中一部分會變成一雙雙的電子和正電子對（Pairs of Electrons and Positrons），物質探測器便可擷取朝容器外飛出的物質和反物質粒子訊號。以上方法還不能直接產生出我們所需的物質形態。

有人提出用意念控制光子來讓它們產生碰撞，這樣就有機會擦出物質化的粒子來。這個提議看似不錯，但實情有兩個盲點。第一個盲點是到了目前為止，還沒有人能夠順利運用意念就成功讓光子互相碰撞。

我們須先製造出一台可靠的光子對撞機，才能讓它們產生碰撞，但光子機對撞機到現在還沒面世。第二個盲點是就算有人造出一台光子對撞機，那麼只撞出幾顆物質粒子來能做什麼？若真的有人能夠憑空變出任何物質來，那不是魔術的話就是魔法了。所以用意念把靈氣能量轉變成養分的想法不切實際。

如何補充身體養分這類小問題並不需要用到靈氣，用靈氣能量來能補充養分的想法既不實際又不科學，最簡單又有效的補充方法就是攝取均勻營養了。

Nexte Reiki 能量療法一〇〇問

第六部分：靈氣的操守

常常見到有人學完靈氣就馬上治療別人的病痛，個案還會感覺非常良好。這種做法又是否有潛在風險？身為專業靈氣治療師又該如何應用這種能量療法到生活當中呢？這一個部分將解釋為何靈氣治療師緊守職業道德能為自己和病人省去更多後顧之憂。

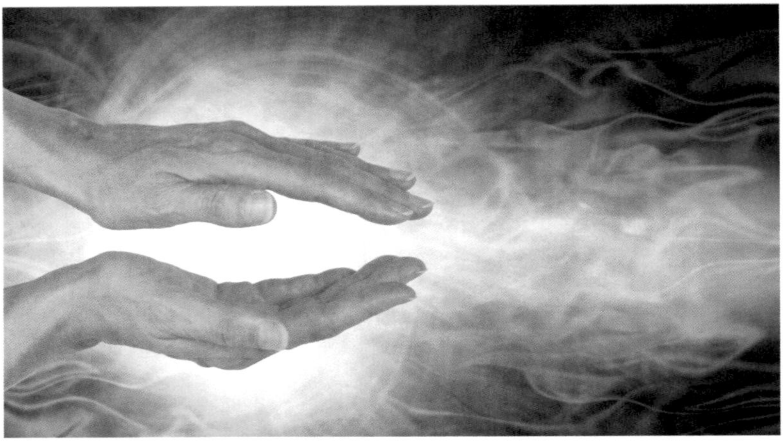

99. 未經許可就給別人傳送能量和提供療程會產生哪些問題？

未經許可傳送能量給他人會產生下面問題：

(1) 未經許可就侵犯他人的私領域，這是道德問題。

(2) 他人也許有宗教或各種生活禁忌，不可隨便接收外來能量。這不但不尊他人意願，還會可能令人在無意中違犯戒條。

(3) 他的身體狀況不一定合適接受靈氣能量。

(4) 不懂尊重和體恤他人意願的靈氣治療師，把自我（Ego）強勢凌駕於他人的需要之上，他們在做療癒時也會受自尊心影響，作出單方面的主觀判斷，造成大量盲點。因此，療程結果也會有所偏差，對自己的療癒能力造成局限。

(5) 靈氣能量並非有百利而無一害。若靈氣治療師忽略他人身體狀況，一廂情願地傳遞能量，會令個人累積過多能量，造成能量阻塞，虛不受補。

(6) 若是他人正在接受藥物治療，或者有各種不適合的接受靈氣的理由，靈氣能量便是有害無利。

每個人都聽過「我是為你好」的道德勒索。因此，我經常提醒學生，雖然立意良好，但不代表我們可以擅自把個人意願凌駕於他人之上。

細心想想，多少人都曾被逼接受他人好意，無論接受與否，只要是被逼就已帶著不被尊重的意味了。即便一心想助人為善，也要盡可能在事前得到他人肯首，然後再提供別人所需要的協助，這才叫尊重他人意願。

《靈氣守則》（The Principles of Reiki）也有提到：「就在今日，我親切仁慈的對待身邊的人及萬有生命。」、「尊重他人」與「親切仁慈的對待身邊的人」，這幾句話所指的尊重應該是指雙向的尊重，而不是一廂情願的好意。

除了道德問題，我還聽聞有少數靈氣派系認為如果個案不接受靈氣，靈氣就沒有療效。先別論這句話犯了什麼知識上的錯誤，我想知道若人不接受靈氣，靈氣就沒有療效的話，那麼在無意間被人用靈氣療癒的情況又會有療效嗎？以上兩個觀點顯然自相矛盾，不可不察。

100. 初學者如何用靈氣來幫助罹癌的親友？

初學者絕對不可以做為他人做療癒，也不要為癌症病友做療程，原因有三個。

第一個原因：技術和知識水平還未成熟。初學者應先能做自療，如果自療都擺不平，技術和知識水平還未成熟，又缺乏臨床經驗，憑什麼療癒他人呢？你會向一位連輕微皮外傷也治不好的醫師求診，請他來治療罹癌的親友嗎？你會願意為那些剛進醫學校的醫學生充當實驗品嗎？己所不欲，勿施於人，講得就是這個道理。

第二個原因：靈氣治療師對醫學認識不及癌症專科醫生深入。Nexte 能量醫學二級畢業的同學雖然具備獨立作業的條件，也有能力擔任靈氣從業者（Reiki

Practitioner），但這不代表他們能獨力進行專科療癒工作，更不能取代專科醫師。

因為靈氣從業者對專科病症缺乏深入認識，也沒有受過相關訓練，相信臨床經驗也不太豐富，隨便提供療程恐怕只會耽誤病情。但是靈氣從業者可以跟中西醫腫瘤專科醫療人員合作，輔助腫瘤療程。在這種情況下，靈氣從業者可以根據腫瘤專科醫師的指示與知識，了解自己的定位，按照不同康復階段來設計靈療方案，從旁輔助，互相合作，補充不足等等。這些措施需要一位對醫學有深入認識的靈氣從業者才能進行，這就像照顧罹癌親友一樣，必須要對癌症患者的身心健康問題有所認知，才能提供合適的護理服務，免得好心做壞事。

第三個原因：不可取代專業醫師，以免觸犯醫療法。靈氣療法有許多技術和知識上的眉角要注意，特別是它跟一般醫學體制的分別。一般醫學體制訓練出來的醫務人員受過嚴謹訓練，經過長年累月才培養出專業能力，受到醫療法保護。

因此，靈氣治療師並不可取代中西醫師，以免觸犯醫療法。雖然大家都知道「不可取代醫療服務」一句免責聲明能保障靈氣治療師的權益，但說是一回事，做又是另外一回事。有少數操守不當的從業員不懂量力而為，認為信念到哪裡，其專業能力水平就到哪裡，全取決於個人信念，誤會頗深。在事實上靈氣也有它的有效範圍、規範和限制。如果把個人主觀感覺凌駕在其他醫學專業之上，便有違靈氣療癒的倫理美德了。

綜合以上原因，本學校並不允許 Nexte 能量療法一級學生為他人療癒。再者，療癒癌症病人需有全盤配套的療程。若初學者耽誤了病人的病情，拖慢原定醫學療程進度，對病人來說都是有害無利。

即便是單純想協助罹癌親友，也要先確定自己具備相關能力，完成所需訓練，充分研讀相關護理知識，持續了解親友病況，兼獲得個案授權，最後才有資格在專科醫師的指引導下進行護理工作。

參考資料

1. AuraImaging.(2007).KirlianPhotographyExplanation.RetrieveDec16,2019,from https://www.youtube.com/watch?v=qDOi1BLoN3U
2. BernadetteDoran.(2009).TheScienceBehindReiki,www.equilibrium-e3.com,Dec162019,Retrievefrom https://www.equilibrium-e3.com/images/PDF/Science%20Behind%20Reiki.pdf
3. BronwenStiene&FransStiene.(2008).ReikiSourcebook.Ropley:OBooks.
4. FrankArjavaPerrter.(2012).ThisisReiki:TransformationofBody,MindandSoul.TwinLakes:LotusPress.
5. HelenJ.Haberly.(1990).HawayoTakata’ sStory.Brooksville,BlueMountainPubns.
6. WilliamL.Rand.(2014).AnEvidenceBasedHistoryofReiki.Southfield:InternatiolCenterforReikiTraining.

7. KonstantinG.Korotkov(2002).HumanEnergyFieldStudywithGDVBioelectrography,FairLawn,Backbone

8. MarilynM.Cramer(2019).ScientificStudiesofReiki.Lighthealer.net.RetrievedDec16,2019,fromhttps://lighthealer.net/scientific-studies-of-reiki/

9. ShoshanaShay.(2019).ReikiHistory:RealReiki®fromJapantotheWesternWorld.Ewing,NewJersey:RadianceAssociates

10. 土居裕（2011）。《靈氣療法》。邱香凝譯。臺北：笛藤出版圖書有限公司。

11. 姜堪政、袁心洲合著（2011）。《生物電磁波揭密：場導發現》。臺北：大康。

12. 崔玖（2001）。《介紹生物能信息醫學》。台北：國際醫學科學研究基金會 - 圓山診所。

13. 林忠次郎先生、山口忠夫、法蘭克・阿加伐・彼得合著（2017）。呂忻潔譯。《靈氣實用手位法——西式靈氣系統創始者林忠次郎先生的療癒技術》。臺北：橡樹林文化。

參考圖表來源

編號	標題	出處
1	克里安儀拍攝剪走葉片肉身的能量圖	AuraImaging.(2007) .KirlianPhotographyExplanation. Retrievefromhttps://www.youtube.com/watch?v=qDOi1BLoN3U
2	克里安儀拍攝剪走葉片一角的能量體能量圖	AuraImaging.(2007).KirlianPhotographyExplanation. Retrievefromhttps://www.youtube.com/watch?v=qDOi1BLoN3U
3	同學喝下二○○毫升黑咖啡後四小時內的整體能量值變化	蘇菲亞國際身心靈研究所
4	同學喝下二○○毫升黑咖啡四小時前各個內臟的平均能量值	蘇菲亞國際身心靈研究所
5	同學喝下二○○毫升咖啡四小時後各個內臟的平均能量值	蘇菲亞國際身心靈研究所
7	蘇菲亞進行點化前後的能量對比圖	蘇菲亞國際身心靈研究所
8	喝咖啡後同學身體外圍能量場的變化	蘇菲亞國際身心靈研究所

編號	標題	出處
9	同學喝過咖啡前各組織器官的內在儲備（自癒）能量圈變化	蘇菲亞國際身心靈研究所
10	同學喝過咖啡後各組織器官的內在儲備（自癒）能量圈變化	蘇菲亞國際身心靈研究所
11	同學喝咖啡前的左側、右側內臟能量平衡比較	蘇菲亞國際身心靈研究所
12	同學喝咖啡後的左側、右側內臟能量平衡比較	蘇菲亞國際身心靈研究所
13	同學喝咖啡後的左側能量、正面能量與右側能量的變化與比較	蘇菲亞國際身心靈研究所
14	傳水實驗裝置	蘇菲亞國際身心靈研究所
15	G同學傳水實驗結果	蘇菲亞國際身心靈研究所
16	P同學傳水實驗結果	蘇菲亞國際身心靈研究所
17	百歲老人與年輕媽媽的能量對比圖	KonstantinG.Korotkov(2002):《HumanEnergyFieldStudywithGDV Bioelectrography》,FairLawn:Backbone.

國家圖書館出版品預行編目資料

Nexte™ 靈氣療法一級百問聖經：破解百年來各種 Reiki 靈療迷思／蘇菲亞 Sophia 著. --初版. --臺中市：白象文化事業有限公司，2022.10
面；　公分
ISBN 978-626-7056-98-1（平裝）
1. 心靈療法 2. 靈修
418.98　　110021078

Nexte™ 靈氣療法一級百問聖經：破解百年來各種Reiki靈療迷思

作　　者　蘇菲亞Sophia
校　　對　蘇菲亞Sophia
內頁編排　蘇菲亞國際身心靈研究所
發 行 人　張輝潭
出版發行　白象文化事業有限公司
412台中市大里區科技路1號8樓之2（台中軟體園區）
出版專線：（04）2496-5995　傳真：（04）2496-9901
401台中市東區和平街228巷44號（經銷部）
購書專線：（04）2220-8589　傳真：（04）2220-8505
專案主編　黃麗穎
出版編印　林榮威、陳逸儒、黃麗穎、水邊、陳媁婷、李婕、林金郎
設計創意　張禮南、何佳諠
經紀企劃　張輝潭、徐錦淳、林尉儒、張馨方
經銷推廣　李莉吟、莊博亞、劉育姍、林政泓
行銷宣傳　黃姿虹、沈若瑜
營運管理　曾千熏、羅禎琳
印　　刷　百通科技股份有限公司
初版一刷　2022 年 10 月
初版二刷　2023 年 7 月
初版三刷　2023 年 10 月
定　　價　450 元